gordos, magros e obesos

Denise Bernuzzi de Sant'Anna

gordos, magros e obesos

uma história do peso no brasil

Estação Liberdade

Preparação	Silvia Massimini Felix
Revisão	Huendel Viana
Assistência editorial	Fábio Fujita
Composição e supervisão editorial	Letícia Howes
Edição de arte	Miguel Simon
Imagem de capa	Ugurhan Betin: "Imbalance"/Getty Images
Editor responsável	Angel Bojadsen

CIP-BRASIL. CATALOGAÇÃO NA PUBLICAÇÃO
SINDICATO NACIONAL DOS EDITORES DE LIVROS, RJ

S223g

Sant'anna, Denise Bernuzzi de
Gordos, magros e obesos : uma história do peso no Brasil / Denise Bernuzzi de Sant'anna. - 1. ed. - São Paulo : Estação Liberdade, 2016.
184 p. : il. ; 21 cm.

ISBN 978-85-7448-273-6

1. Obesidade - Aspectos psicológicos. 2. Hábitos alimentares. 3. Emagrecimento - Aspectos psicológicos. I. Título.

16-34872 CDD: 616.398
CDU: 616.399

25/03/2015 30/03/2015

Esta publicação segue as normas do Acordo Ortográfico da Língua Portuguesa, Decreto nº 6.583, de 29 de setembro de 2008.

Editora Estação Liberdade Ltda.
Rua Dona Elisa, 116 | 01155-030 | São Paulo-SP
Tel.: (11) 3661 2881 | Fax: (11) 3825 4239
www.estacaoliberdade.com.br

Agradeço ao CNPq pela concessão das bolsas de pesquisa que possibilitaram a escrita deste livro; e também aos membros do grupo de pesquisa que coordeno desde 2010, "A condição corporal".

Agradeço aos meus pais, Ede e Duílio, pelo apoio incondicional; e ao meu marido, José Luís, pelas inúmeras contribuições e pelo apurado sentido de humor.

Sumário

Apresentação

Três anos antes da proclamação da República brasileira, uma "kermesse" realizada no Cassino Fluminense foi motivo de notícia na imprensa carioca. Promovida pela princesa imperial em favor das crianças desamparadas, a festa durou dias. Houve um cuidadoso *buffet*, regado a licores e vinhos. Segundo uma das crônicas, no mesmo local do festejo, "as altezas pezaram-se". O resultado foi que Braganças, Bourbons e Orleans podiam gabar-se de que pesavam bastante.[1]

Curiosamente, o peso daqueles nobres comensais não foi revelado. Tudo indica que tendiam a ser mais gordos do que os pobres desamparados a ser auxiliados com os fundos recolhidos no festejo. Um dos cronistas lembrou que o imperador ocupou-se em comer galináceos e que poucos resistiam aos bolinhos de bacalhau, entre outras delícias preparadas com banha de porco e manteiga. Os jornais daquela época já publicavam anúncios de cintas, espartilhos e dietas para aformosear a silhueta, mas ainda não se falava em contagem de calorias, cirurgia bariátrica ou índice de massa corporal.

1. *O Paiz*, Rio de Janeiro, ano III, n. 199, 20 jul. 1886, p. 1; e *A Estação*, Rio de Janeiro, Lombaerts, ano XV, n. 14, 31 jul. 1886, p. 56 (crônica assinada por Eloy, o Heróe).

O vocabulário era outro, a paisagem dos pesos e medidas também. A preocupação com a falta de alimentos era maior do que a necessidade de emagrecer. Os Orleans, Bourbons e Braganças ainda podiam sentir orgulho por serem pesados, o que indicava fartura à mesa, riqueza e distinção social. A cultura alimentar era diferente da nossa, assim como os significados dos regimes e dietas.

Essa cultura mudou de maneira radical no decorrer do último século. Antes da década de 1950, não havia supermercados no Brasil e muitos compravam alimentos em feiras e pequenos estabelecimentos, cujos donos conheciam as preferências dos fregueses. Não por acaso, falava-se no tomate do senhor João, na carne do senhor Fausto, nas frutas da dona Maria, entre outros nomes evocadores do comércio local. Era como se os alimentos expostos à venda se mantivessem agarrados à identidade de seus produtores e comerciantes. Era comum vender fiado, embalar os produtos em folhas de jornal e usar balanças de ferro maciço, nem sempre exatas.

O primeiro supermercado brasileiro considerado moderno foi inaugurado em São Paulo, em 1953, com o nome de Sirva-se. A seguir, o Brasil ingressou na era do autosserviço, graças ao impulso dado com o surgimento do supermercado Pão de Açúcar, em 1959, e com a criação do Peg-Pag, nos anos 1960. Os brasileiros puderam, desde então, comprar em silêncio: nos supermercados, eles têm acesso direto aos alimentos dispostos em prateleiras, sem pechinchas ou conversa fiada com os proprietários.

Junto ao florescimento dos primeiros supermercados, as balanças para pesar o corpo ganharam maior visibilidade nas drogarias brasileiras. Similar à ideia de pegar e pagar, a popularização das balanças, a princípio mecânicas, significou a massificação da possibilidade de conhecer diariamente o próprio peso, bem como suas variações. Desde então, a identidade pessoal, além de ser formada pelo sexo, cor da pele, altura e idade, tendeu a incorporar o peso. Com os anos, as balanças ganharam formatos pequenos e práticos, tornaram-se digitais e foram incluídas no mobiliário de muitos banheiros residenciais. Pesar o corpo e saber o próprio peso deixou de ser uma raridade, assim como ir a um supermercado tornou-se rotina.

Balanças e supermercados, peso e comida são assuntos intimamente relacionados a dois tipos físicos que durante décadas formaram uma dupla cômica: o gordo e o magro. Este livro conta como essas duas figuras foram definidas e representadas no decorrer do último século, uma época de grande inovação dos hábitos alimentares e das noções de gula, regime e apetite. Ele destaca o quanto o século XX foi rico em invenções nas maneiras de entender o significado da gordura ou sua ausência, dando lugar aos concursos de robustez infantil, à difusão das balanças, à banalização dos regimes para emagrecer, e também à midiatização de milhares de casos de obesidade e anorexia. O período abarcou desde a moda dos licores para engordar, comercializados no início da era Republicana, até os procedimentos cirúrgicos e regimes da atualidade para "secar a gordura". Nessa história houve mudanças na noção de peso ideal e uma transformação profunda no modo de conceber a decência, o pudor, assim como a sexualidade inscrita sobre a forma física. A literatura, o cinema, a publicidade e, mais tarde, a televisão e a internet contribuíram para rechear as imagens dos gordos e magros com aspectos que vão do piedoso ao cruel, mas que também incluem esforços disciplinados e contentamentos sublimes. A representação de silhuetas gorduchas e magricelas incluiu expressões de escárnio e relatos comoventes. Seu estudo é revelador do medo de ser feio, da vergonha de parecer fraco ou inconveniente.

No decorrer dos capítulos, percebe-se como foi possível transformar o peso do corpo em um provisório alívio ou, ao contrário, em um insistente pesar da alma. História vasta e surpreendente, dramática em alguns momentos, bem-humorada em outros, a trajetória dos gordos e magros revela receios há muito conhecidos, enlaçados a temores que vão além do desenho visível das aparências, tais como as ameaças da solidão e do fracasso.

Fruto de uma pesquisa junto a jornais, revistas, textos literários e científicos, este livro mostra como o peso e o volume dos corpos virou notícia privilegiada na imprensa, um tema onipresente dentro e fora dos círculos médicos. A partir de meados do século XX, sobretudo, o ideal de uma aparência física leve e longilínea conquistou uma positividade crescente. Desde então, para milhares de pessoas de ambos os sexos, emagrecer ganhou o aspecto de uma necessidade urgente, ampliada pela propaganda em torno dos martírios da obesidade e da necessidade de controlar o próprio peso.

Mas nada é muito linear quando se estuda a história do corpo, sobretudo no Brasil. Por exemplo, a magreza idealizada não eliminou a permanência do apreço pela corpulência nem evitou o atual sucesso dos corpos musculosos. Ou seja, uma parte da gordura rejeitada deu lugar à valorização do corpo tonificado. Com o progressivo aumento da expectativa de vida, menos do que perder peso, muitos brasileiros quiseram ganhar massa muscular, definir contornos, destruir qualquer traço de flacidez evocador de alguma velhice. Além disso, em plena era de valorização dos regimes emagrecedores, uma avalanche de estímulos para "comer bem" invadiu a publicidade e os meios de comunicação de massa, transformando os mais variados tipos de comida em vedetes espetaculares da mídia contemporânea. Saber cozinhar virou um capital inestimável, ao lado de uma fotogenia insistente de pratos coloridos, de chefs charmosos e bem-sucedidos. E, ainda, nem sempre o receio de engordar tendeu a ser maior do que o temor de emagrecer.

Durante anos, mais do que a gordura, a magreza representou uma ameaça à reprodução saudável da espécie. Por isso, os Orleans, Bourbons e Braganças não eram uma exceção entre as elites brasileiras. Era preferível "armazenar" a ser "seco como um prego". Havia regimes para emagrecer, mas sua importância não era superior àquela das dietas para engordar. E mais: no último século, não houve apenas uma troca de valores entre o gordo e o magro. O que ocorreu foi mais complexo do que uma simples desvalorização do primeiro em benefício do segundo. Além da invenção da figura de um obeso doente e, a seguir, antiecológico, o século XX deu lugar à construção de anoréxicas descrentes, depressivas ou ativistas, mas também de celebridades magricelas com muito sucesso. Houve ainda a paisagem estatisticamente calculada do sobrepeso no mundo, a emergência da obesidade mórbida e a criação de um mercado *plus-size*, especializado na moda para tamanhos grandes. As referências ao corpo e, em particular, a seus volumes e pesos nunca foram tão frequentes e contraditórias.

Disciplinas e adesões apaixonadas aos regimes, mas também revoltas e resistências contra sua crescente valorização, encontraram no corpo que engorda e emagrece um de seus principais focos. Este livro representa portanto a tentativa de analisar alguns dos aspectos mais conflituosos e ambivalentes da condição corporal contemporânea.

1. Triunfo da gordura e medo da penúria

Os muito gordos e corpulentos

Em 1920, o almanaque brasileiro *Eu Sei Tudo* publicou a fotografia de um "concurso de homens gordos em Berlim". Homens com mais de cem quilos participaram dessa competição muito bem-vista até a eclosão da Primeira Guerra Mundial.[1]

Os muito gordos, conforme se dizia, eram motivo de comemoração em concursos dessa natureza justamente quando o vocabulário estava recheado com palavras referentes à gordura. Entre os brasileiros, dizia-se que uma "gorda oportunidade" era a verdadeira chance na vida e uma "gorda bicada" garantia alguns goles de uma bebida saborosa. Havia domingos gordos, a famosa terça-feira gorda e era usual dizer "nunca o vi mais gordo". Temia-se "o olho gordo" e durante anos foi comum acreditar no ditado "o que não mata, engorda". Fora do mundo humano, se os cães

1. Imagem do almanaque *Eu Sei Tudo*, Rio de Janeiro, ano 4, n. 4, set. 1920, p. 99 (ver à p. 18).

magros pareciam mais fiéis do que os gordos, era a galinha gorda que "dava bom caldo". Formigas gordas, do tipo "tanajura", conhecidas pelo nome de içá, já foram muito apreciadas como petiscos. Esses salgadinhos do passado podiam ser comprados em latas e preparados com gordura de toucinho.[2]

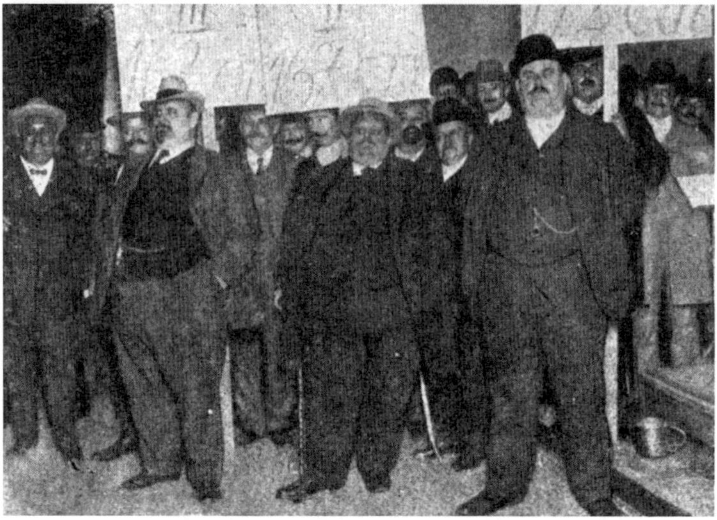

Embora a palavra "gordo" marcasse presença no vocabulário e as imagens dos gordos e muito gordos povoassem as caricaturas e piadas da época, a magreza e a carestia à mesa eram realidades comuns no Brasil. Comer bem era uma alegria e a gordura em forma de banha de porco tendia a fazer parte da culinária em vários estados. A propaganda de restaurantes e as receitas divulgadas pela imprensa ensinavam desde o preparo de orelhas de porco grelhadas até ragu de

2. *Fon-Fon*, Rio de Janeiro, ano VIII, n. 30, 25 jul. 1914.

tartaruga e guisados.[3] A batata frita era uma iguaria servida em restaurantes quase sempre "nadando em banha". Difícil encontrar aquelas estaladiças, "como um finíssimo vidro sob os dentes".[4]

Para a população paulistana, um dos pratos apreciados no começo do período republicano era a galinha "afogada em banha". A influência estrangeira na alimentação concorria com a brasileira em alguns quesitos, mas ambas preconizavam o sabor e os benefícios da gordura animal e vegetal. No ano em que estourou a Primeira Guerra Mundial, o jornal *Diario Popular* anunciou que uma "casa de família estrangeira" procurava:

> moços sérios, de bom tratamento, empregados no commercio, como também senhoras e moças serias, como pensionistas. Cosinha-se á brasileira e á italiana, com manteiga e toucinho.[5]

Quando a banha era proveniente de carneiro, costumava ser comida com pão. O preço da banha servia de referência à situação econômica dos brasileiros. Havia a banha nacional e várias marcas de banha importada. Sua fartura era motivo de comemoração e exposição, no Brasil e no exterior. Por exemplo, um salsicheiro italiano "expos em sua loja uma estátua representado a Italia, sentada e pensativa, toda modelada em banha de porco".[6]

---

3. *O Paiz*, Rio de Janeiro, ano XVI, n. 5.566, 1 jan. 1900, p. 1; ano XVI, n. 5.610, 15 fev. 1900, p. 5; ano XVI, n. 5.567, 2 jan. 1900, p. 4.
4. *Fon-Fon*, Rio de Janeiro, ano IX, n. 18, 1 maio 1915, p. 34.
5. *Diario Popular*, São Paulo, 26 jun. 1914, p. 5.
6. *Fon-Fon*, Rio de Janeiro, ano VI, n. 24, 15 jun. 1912, p. 63.

Naquele tempo de estima pela comida feita com banha, os gordos podiam representar corpos bem protegidos pela gordura, o que também dava azo a piadas, como esta a seguir.

DESILLUSÃO

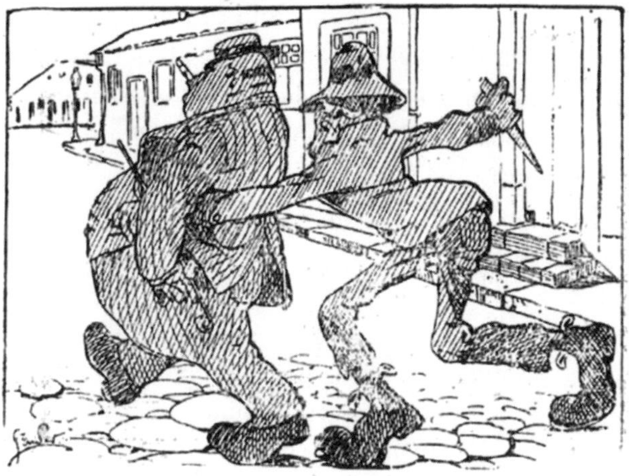

O GATUNO (*desapontado*) — E' só banha!

Nessa imagem[7], o gatuno magricela ficou desapontado: "era pura banha", não havia nada a roubar. Segundo o mesmo espírito, a revista carioca *Fon-Fon* mostrou que "o homem mais gordo do mundo" parecia um "barril humano": tinha uma circunferência de 3,04 metros. Nenhuma informação sobre o peso do homem foi dada, apenas a medida da circunferência de seu ventre. Graças a ela, certa noite, ao ser esfaqueado por um gatuno, ele não morreu, pois a faca penetrou doze centímetros na barriga e não atingiu nenhum órgão.[8]

Por apresentar tamanha resistência, os muito gordos figuravam como uma curiosidade a ser celebrada. Na imprensa

7. Imagem da *Fon-Fon*, Rio de Janeiro, ano V, n. 7, 18 fev. 1911, p. 35.
8. *Fon-Fon*, Rio de Janeiro, ano VI, n. 23, 8 jun. 1912, p. 66.

das primeiras décadas do século passado, quem soubesse conservar bastante banha no próprio corpo era motivo de piada e poema, mais do que de tratamento médico:

> *Virgulino Freire*
> *Gorducho e bem criado, o Virgulino,*
> *Bochechas grandes, olhos de malicia,*
> *Com brilho espertalhão e de ladino,*
> *De quem do mundo faz uma delicia.*
> *Em todas as* encrencas *mostra tino,*
> *Fino e também coragem de* policia
> *Porque dizem que o paladino*
> *Do mestre victimado de sevicia.*
> *Uns mil e tantos kilos só de banha,*
> *(porque papada assim nunca se viu*
> *"Depois que o salso mar a tenha banha")*
> *tem pendurado ao mento seu sadio,*
> *Que fortuna; comprava o mundo inteiro*
> *Se desse Virgulino a um açougueiro!*[9]

A imprensa humorística nacional utilizou a imagem dos gordos e magros para ilustrar críticas sociais variadas, desde a corrupção de políticos até a atuação da Light em São Paulo.[10] A relação zombeteira estabelecida entre as pessoas muito gordas e os açougues também era recorrente e, até meados do século XX, possuía mais visibilidade do que o atual elo entre obesos e patologias.[11]

---

9. Assinado por Entz, *Fon-Fon*, Rio de Janeiro, ano IX, n. 28, 10 jul. 1915, p. 36.
10. P. E. Janovitch, *Preso por trocadilho: a imprensa de narrativa irreverente paulistana*, 1900-1911, São Paulo, Alameda, 2006, p. 297.
11. Imagem da *Careta*, Rio de Janeiro, ano X, n. 447, 13 jan. 1917, p. 13 (ver à p. 22).

Influencia do meio

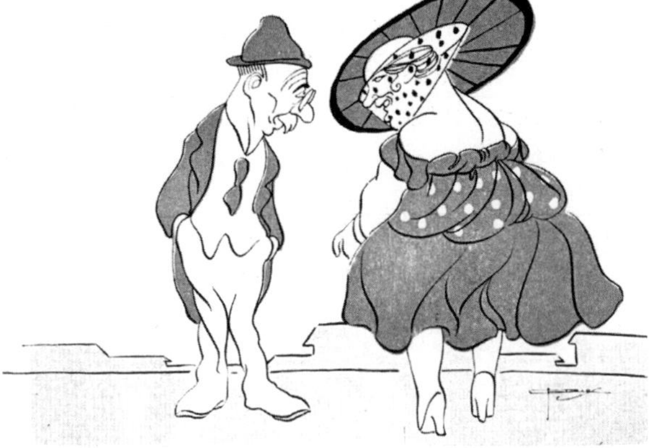

ELLA — Eu, em verdade, péso 180 kilos, mas digo a todos que só tenho 70.
ELLE — V. Ex. é como o açougueiro ? Rouba tambem no peso da carne ?

Podia-se ainda atribuir sentimentos nobres, como a coragem e a valentia, às pessoas "muito gordas" sem que suas características físicas interferissem desfavoravelmente nos julgamentos do caráter. Por exemplo, no Pará, um general chamado Girosselli foi considerado excelente, mesmo sendo tão obeso "a ponto de não poder montar a cavalo". Segundo a narrativa, seus soldados adoravam o tipo, "porque, além de ser muito valente", era "um verdadeiro pae para eles".[12] No Rio de Janeiro, outro exemplo: em 1910, "Leão Velloso Filho, dito Gil Vidal nas rodas íntimas da imprensa", era o "deputado do *Correio da Manhã*". Ao comentar sobre sua pessoa, ressaltou-se a qualidade de ser um "escritor vigoroso" e audaz, e não o fato de ser gordo.[13]

A obesidade ainda não era um foco de problematizações, como ocorrerá mais tarde. Ela era mencionada entre

12. "A amizade e o heroísmo", in: *Estado do Pará*, Belém, ano IV, n. 1.381, 23 jan. 1915, p. 2.

13. *Careta*, Rio de Janeiro, ano III, n. 110, 9 jul. 1910, p. 1.

as moléstias anunciadas na propaganda impressa, mas suas especificidades não possuíam grande destaque. Obesidade também não era um termo de uso corrente. O mais comum era falar em corpulência, ou então em pessoas muito gordas, conhecedoras dos excessos da gula e cuja prova maior era uma barriga avantajada, que impedia o fechamento dos cintos. E nem sempre elas eram incitadas a emagrecer.

Mas uma parte da construção do riso diante dos gordos dependia de seu aspecto *fenomenal*. Essa tendência foi forte até meados do século passado e incluiu homens e mulheres gigantescos, com porte e tamanho extraordinários. Um texto bastante irônico publicado na revista *Careta* contou que uma mulher de "duzentos e cinqüenta quilos de carne maciça" era a mais obesa das gordas de todos os circos do mundo. Ela se oferecia para a admiração pública sobre um pedestal. Sua obesidade "dava cartaz ao espetáculo". Por isso, ela "cuidava ciosamente da sua pessoa, defendendo-se da anemia". Era chamada de mademoiselle Zeppelin.[14]

Na imprensa nacional, vários obesos de ambos os sexos apareciam como fenômenos a ser curiosamente vistos em espetáculos circenses e feiras populares. A tendência é antiga e incorpora-se à tradição das bizarrices anatômicas sujeitas ao entretenimento alheio, distantes do sentimento de compaixão.[15] Mas ela também indica que a percepção da obesidade como uma patologia que deve ser tratada ainda não havia sido generalizada: os obesos figuravam, em grande medida, como curiosidades, verdadeiros fenômenos, capazes de surpreender ou fazer rir. Eles, entre outros tipos físicos que

---

14. Ibidem, ano XLVIII, n. 2.494, 14 abr. 1956, p. 32.

15. J.-J. Courtine, "Le Corps anormal: histoire et anthropologie culturelles de la difformité", in: A. Corbin et al., *Histoire du corps*, v. 3, Paris, Seuil, 2006, p. 232.

escapavam do que era visto no cotidiano, viravam notícia na imprensa justamente porque conseguiam a façanha de manter um corpo inusitado.

Da mesma maneira, pessoas que comiam muito despertavam a curiosidade alheia e viravam notícia em jornais. Por exemplo, em 1900, um artigo no *Jornal do Brasil* mostrou a existência, "pelas bandas do Bangú", em um lugar denominado Agua Branca, de "uma rapariga, verdadeiro fenômeno na gastronomia". Era uma jovem que impressionava: dormia ao lado de um saco de farinha porque, quando acabava a comida, atacava "a farinha como sobremesa".[16] Em 1911, outro exemplo: a revista *Fon-Fon* publicou a fotografia de uma criança de 10 anos cuja legenda dizia ser "a menina mais gorda da Italia", com 115 quilos.[17] Para os leitores atuais, seria um caso de obesidade infantil. Mas, em 1911, a imagem daquela menina muito gorda, segurando uma boneca, era vista como uma curiosidade, o retrato de um corpo fora do comum.

Também existiam notícias sobre a capacidade admirável de pessoas que devoravam de uma só vez um quilo de bananas ou uma dúzia de ovos. Prodígios assim não se limitavam a aparecer em campeonatos, como será a tendência mais tarde.[18] Antes da década de 1920, os "campeonatos de gastronomia" — nos quais o vencedor podia comer onze quilos de feijoada em uma mesma refeição — não eram os únicos espaços para surpreender-se diante dos glutões e muito gordos. Por toda parte, admirava-se um estômago capaz de receber quantidades colossais de alimento, tal como era invejável possuir um excelente apetite e, sobretudo, poder

---

16. *Jornal do Brasil*, Rio de Janeiro, ano X, n. 299, 26 out. 1900, p. 1.
17. *Fon-Fon*, Rio de Janeiro, ano V, n. 23, 12 ago. 1911, p. 8.
18. *Jornal do Brasil*, Rio de Janeiro, ano LXXII, n. 228, 30 set. 1962, p. 12.

saciá-lo. Por isso, várias representações dos gulosos publicadas no começo do século passado ressaltavam a avantajada barriga, fornecendo a impressão de que todo o corpo havia sido inflado a partir dela, a exemplo da imagem a seguir.[19]

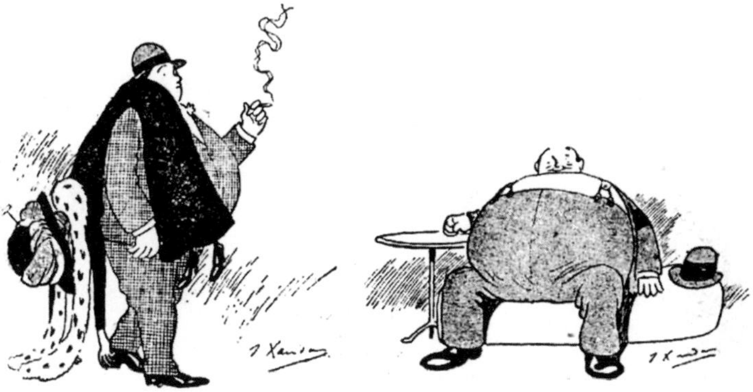

Gulosos e gulodices do passado

A prudência popular recomendava guardar carnes para épocas de penúria: na despensa da casa e no próprio corpo. Os gordos eram associados à vida regalada, mas não era raro interpretá-los como gulosos. Em publicações mundanas, a corpulência explicava o pecado da gula, cujo início não tinha idade certa:

> — Como é que você é tão magrinha e sua irmã tão gorda?
> — É que somos gêmeas, mas quem mamou todo o leite foi ella.[20]

---

19. Imagem da *Careta*, Rio de Janeiro, ano X, n. 479, 25 ago. 1917, p. 4.
20. *Fon-Fon*, Rio de Janeiro, ano VII, n. 42, 18 out. 1913, p. 68.

Os gordos também eram vistos como amantes das confeitarias, que no começo do século passado viraram locais de encontros e símbolos de experiências *up-to-date*. Por exemplo, os paulistanos podiam comprar queijo *brie* na Confeitaria Pauliceia e os cariocas tinham à sua disposição um apreciado panetone, na tradicional Castellões. Em diversas confeitarias brasileiras havia sempre um delicioso sortimento de frutas em calda e de *glacées*. Além das confeitarias, existiam as padarias. Na capital paulista, a partir do projeto n. 66, de 1913, foi decretado que o pão exposto não podia mais ser tocado pelos compradores, devendo ser isolado do pó e do pouso das moscas. As padarias foram obrigadas a utilizar amassadeiras mecânicas e abandonar o processo unicamente manual. Os pretendentes à abertura de padarias na capital paulista precisavam se dirigir à diretoria do Serviço Sanitário do estado, por meio de um requerimento, para declarar o tipo de amassadeira a ser utilizada.[21]

Em uma época na qual a confiança na indústria como representação maior do progresso ainda não havia sido claramente abalada, os alimentos processados eram vistos como os que mais concentravam "força, asseio e sabor". Não era comum acreditar que o consumo das guloseimas industrializadas ou produzidas por padeiros e confeiteiros engordava mais do que os doces e salgados feitos em casa.

Da mesma maneira, entre a banha de porco e a manteiga, a diferença maior era o preço e não a expectativa de

21. O prazo para as padarias existentes substituírem o processo manual do amassamento do pão pelo mecânico foi estabelecido, assim como o valor de uma multa para os contraventores. A esse respeito, ver, por exemplo, *Atas da Câmara Municipal de São Paulo*, 27 set. 1913. Sobre as primeiras padarias em São Paulo, ver J. Monteleone, *Sabores urbanos: alimentação, sociabilidade, consumo*, São Paulo, Alameda, 2010.

aumentar ou reduzir o peso corporal. No começo do século XX, consumir manteiga já podia indicar o pertencimento do consumidor a uma herança familiar e social julgada sofisticada. Em São Paulo, a manteiga foi alçada à qualidade de pertencer à identidade paulistana: em 1919, foi criada a Sociedade Rural Brasileira, com sede em São Paulo, na rua Líbero Badaró. Um ano mais tarde, a loja da empresa Gonçalves Salles S.A., fabricante da manteiga Aviação, foi instalada à rua Quinze de Novembro, da mesma cidade. Fundada por Antônio Gonçalves, Oscar Salles e Augusto Salles, a empresa já atuava anteriormente na venda de manteiga e de secos e molhados.[22] Nessa época, a manteiga era considerada um alimento refinado. A ideia de consumir "manteiga pura", em molhos ou sanduíches, era destacada pela imprensa como sinônimo de distinção social e riqueza. A inclusão da manteiga na alimentação também combinava com o título, em francês, de pratos vendidos em alguns restaurantes daquela cidade feitos com molhos que preferiam a manteiga em detrimento da banha ou do óleo.

As manteigas nacionais também concorriam com aquelas de origem estrangeira: por exemplo, a Manteiga de Coco Brasil, como o próprio nome indicava, levava a imagem do país inserido nos trópicos. Em seus anúncios, ressaltava-se a falta de impurezas — o que indicava o valor dos produtos higiênicos —, mas também se dizia que essa manteiga era bastante econômica. Possuía, segundo a propaganda, 100% de gordura, podendo ainda curar moléstias estomacais.[23] Havia,

22. O nome Aviação foi escolhido em homenagem às empresas aéreas que se instalavam no Brasil ("Laticínios Aviação", disponível em: <http://www.laticiniosaviacao.com.br/aviacao>, acesso em: 6 jul. 2016).

23. *Vida Moderna*, São Paulo, ano XX, n. 483, 16 out. 1924, p. 40.

igualmente, a "manteiga de Minas", considerada pura, fresca e barata, além da manteiga da terra ou de garrafa, produzida de modo artesanal, bastante utilizada no sertão.

Havia ainda a valorização dos enchidos ou embutidos, vendidos em locais populares e também refinados. Por exemplo, em 1920, foi inaugurada esta Charcuterie, na capital carioca, oferecendo "fiambre, línguas, presunto, banha de porco, linguiça e toucinho defumado".[24]

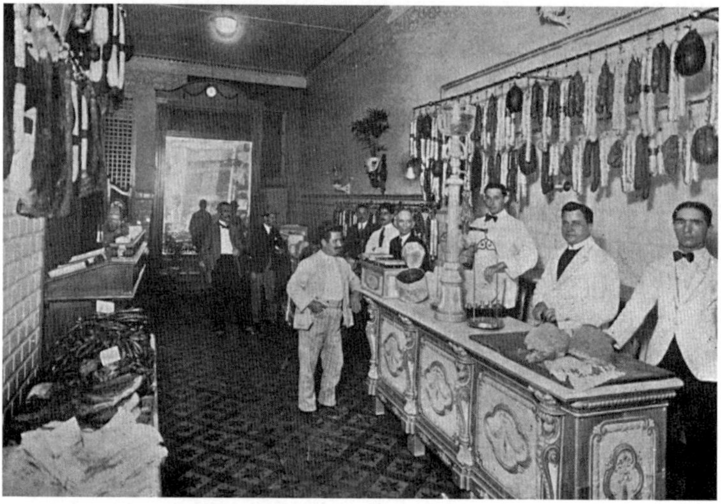

Gulodice era ainda um termo usual e dizia respeito tanto aos prazeres à mesa quanto aos seus excessos. A propaganda de diversos digestivos preferia mostrar a importância de ajudar nas digestões difíceis após as gulodices à mesa, no lugar de insistir na necessidade de fazer regime. Quando a palavra "gastronomia" começou a ser mais

24. Imagem da *Careta*, "Charcuterie", Rio de Janeiro, ano XIII, n. 633, 7 ago. 1920, p. 28.

utilizada na imprensa brasileira, o período republicano estava em seus primórdios e o jornal paulistano *A Noite* inaugurou uma seção dedicada às receitas culinárias. Pretendia chamar a atenção das donas de casa que poderiam assim "collecionar um excellente formulario de cosinha". O jornal publicava todos os dias "uma ou duas receitas de prato de doces, licores, etc.".[25] O *Correio Paulistano*, por exemplo, continha a seção intitulada "Entre a sopa e o café", dentro da qual eram divulgadas receitas de todos os tipos, com títulos que pretendiam remeter o comensal a lugares diferentes, às vezes distantes de sua morada e que portanto inspiravam devaneios gustativos: "Creme de Bom Jardim", "Frango de Jaguary", "Pescada de Ubatuba", "Perdizes de Mogi-Mirim", "Pudim de Lorena", "Torta Ytuana", entre outros.

O gosto por pratos suculentos podia incluir muitos ovos e açúcar, além de outros ingredientes mais tarde considerados excessivos em receitas afinadas com a preocupação de não engordar. A precaução mais comum era a de "temperar" possíveis exageros. Por exemplo, uma parte da variada cozinha popular brasileira incluía o costume de usar pimenta em cozidos e ensopados. Segundo um pressuposto antigo, a pimenta "cortava" o que havia de ruim nos alimentos, purificando-os. A pimenta também podia integrar os regimes, tanto os destinados a engordar quanto aqueles para emagrecer. Era, por exemplo, considerada boa para aumentar o apetite. Já "o tutu ao virado ou revirado de feijão", assim como aquele de couve com farinha, apareciam na imprensa como essenciais para repor energias diárias. Dizia-se que o tutu fortalecia e não necessariamente engordava, era tido como "o pae da casa", enquanto o virado, "quando

25. *A Noite*, Rio de Janeiro, ano I, n. 176, 2 ago. 1898, p. 2.

espremido entre os dedos, se transforma em um bolo, dá-se o nome de *capitão*".[26]

Com ou sem feijão, o importante era sair da mesa satisfeito. "Arriar o cinto" após uma refeição podia ser interpretado como um gesto de agradecimento. As fronteiras entre satisfação e gula nem sempre eram claras. Em geral, a gula sugeria uma comilança "fora de hora", mas raramente era associada à ansiedade, conforme será mais tarde. As crianças ditas muito gordas eram alvo de histórias cujas mensagens ensinavam que era preciso respeitar os horários e os pratos feitos pelos pais. Um garoto "glotão" ou guloso, conforme uma história contada em 1907, era uma criança que comia muito e fora dos horários corretos. Na dita narrativa, um menino chamado Felippe só conseguiu emagrecer e deixar de ser guloso quando, finalmente, ao ficar um dia inteiro de castigo, percebeu que era preciso ser obediente, inclusive aos pais e aos horários das refeições.[27]

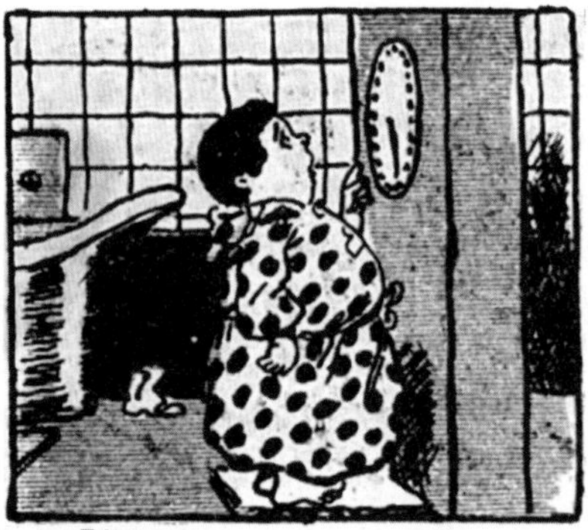

1 *Felippe* era um menino tão guloso, comia tanto que com a idade de 9 annos já pesava 100 kilos.

26. *Diario Popular*, São Paulo, 15 set. 1910, p. 1.

27. Imagem da *Tico-Tico*, Rio de Janeiro, ano III, n. 101, 11 set. 1907, p. 2.

A gula era a principal suspeita que pesava sobre os gordos de diversos tamanhos e idades. Mesmo assim, eles ainda tendiam a representar a promessa de uma fartura que em certas circunstâncias era muito bem-vista. Por exemplo, um antigo hábito que alcançou o século XX era o de contratar amas "com abundante leite".[28] Nesse caso, esperava-se obter uma ama corpulenta ao invés de uma magricela. Outro universo de experiências no qual as mulheres magras não tinham grande sucesso perante as mais cheias de corpo era o do erotismo. Diante das "raparigas alegres", o olhar masculino esperava ver curvas corporais abundantes, e os textos nem sempre excluíam as gordas da sedução maliciosa:

> *Afinal um bello dia*
> *Encontrei Maricota*
> *Muito esbelta, luzidia,*
> *Gorda como uma bolota!*
> *— O que é isto, rapariga!*
> *E eu que estava convencido*
> *Que o pobre do teu marido*
> *Tinha levado uma espiga!...*
> *— Conta lá de uma só vez*
> *Qual o meio que applicaste*
> *Como pançuda ficaste*
> *Em muito menos de um mes?*
> *— É... que depois de casada*
> *A fim de crear gordura,*
> *Tomei em dóse avultada*
> *Ferro, ferro com fartura.*[29]

28. Ver, por exemplo, *Diario Popular*, São Paulo, 11 jun. 1910, p. 1.

29. J. Olina, in: O *Rio Nu*, Rio de Janeiro, ano 2, n. 66, 22 fev. 1899, p. 2.

Gordas alegres, gulosas, buliçosas, faceiras e rosadas eram comumente objeto de narrativas eróticas. A luxúria preferia corpos arredondados e ricos em curvas. Desengonçados rapazes ficavam maravilhados diante das galantes jovens viçosas, "lustrosas" e gordas. Algumas narrativas mostravam o receio masculino de que toda a formosura coberta por roupas não passasse de embuste:

> *Vistosa e gorda rapariga*
> *De ricas formas um primor!*
> *Tentava-me, e eu, nem sei que diga.*
> *Doido, bêbado assim... de amor...*
> *Conquisto, enfim, a bella dama...*
> *Oh! Decepção!... Oh! Bagaceira!*
> *Dez kilos de algodão em rama?*[30]

Nos anos 1920, em Curitiba, uma nota sobre a moda do emagrecimento provocou desaprovação: para os homens, era desejável uma mulher com "linhas arredondadas, que tira das curvas a vantagem na competição da vida". A mulher ainda era vista como um complemento do macho com corpo anguloso, e as comparações entre ela e a comida eram comuns: "Quem, em boa logica glutosa, tendo um fiambre e uma linguiça, vae preferir a linguiça?"[31]

Em uma época em que o drama da desnutrição e a realidade da fome ameaçavam a vida de milhares de brasileiros, a associação entre saúde e corpulência possuía valor e mérito. Sedução e luxúria concentravam-se igualmente na fartura das curvas femininas: "Osso é muito próprio para fabricar-se botões... mas o pecado... é da carne."[32]

---

30. *O Rio Nu*, Rio de Janeiro, ano III, n. 228, 12 set. 1900, p. 2.
31. *O Estado do Parana*, Curitiba, ano I, n. 75, 8 abr. 1925, p. 4.
32. *Careta*, Rio de Janeiro, ano LI, n. 2.628, 8 nov. 1958, p. 16.

Sofrimentos do magricela

Jeca Tatu era magro e apático, assim como seu cão. À luz do movimento sanitarista da Primeira República, a tristeza evocada por esse personagem criado por Monteiro Lobato, em 1914, revelava uma realidade muito distante do sonho de ser moderno, junto a um povo saudável e forte.[33] Médicos como Belisário Penna e Artur Neiva percebiam o abandono no qual vivia uma parcela importante da população rural, doente e faminta, desprovida de assistência. Enquanto a figura do caipira exibia uma magreza doentia, os flagelados pela seca, narrados nos textos do farmacêutico e escritor Rodolfo Teófilo, completavam o quadro de miséria e desgraça que ameaçava a expectativa de higienizar e modernizar totalmente o Brasil.[34] Nos anos 1940, por exemplo, a imagem do brasileiro magro e ameaçado pela fome mereceu destaque na obra de Josué de Castro. A alimentação baseada em uma "parcimônia calórica, sem margens a luxo", fazia do sertanejo "um tipo magro e anguloso, de carnes enxutas, sem arredondamentos de tecidos adiposos e sem nenhuma predisposição ao artritismo, à obesidade e ao diabete".[35]

A associação entre pobreza e magreza não era específica do Brasil, mas durante anos ela serviu como uma identidade característica dos brasileiros excluídos da vida

---

33. Sobre o movimento sanitarista, ver G. Hochman, *A era do saneamento: as bases da política de saúde publica no Brasil*, São Paulo, Hucitec, 1998.

34. Ver, por exemplo, o livro de R. Teófilo, *A fome* (primeira edição em 1890), Fortaleza, Demócrito Rocha, 2002.

35. J. de Castro, *Geografia da fome: o dilema brasileiro: pão ou aço* (publicado pela primeira vez em 1946), Rio de Janeiro, Antares Achiamé, 1984, p. 207.

considerada salubre e próspera. Na propaganda impressa, o sertanejo magricela servia como um contraexemplo da saúde esperada após o consumo de dezenas de xaropes, licores e fortificantes. Mesmo na última versão do Jeca, criada por Lobato nos anos 1940 — quando este se aproximou do Partido Comunista e criou o personagem de um camponês sem terra chamado Zé Brasil[36] —, o corpo magro continuou a ser associado à penúria. Em contrapartida, a magreza dos diferentes sertanejos — caboclos, vaqueiros, brejeiros, cangaceiros, beatos, jagunços — também evocava força no lugar de fraqueza, dureza e macheza como valores capitais.[37]

De todo modo, se o sertão é um espaço simbólico e não apenas geográfico[38], a magreza do sertanejo não era uma especificidade de localidades distantes da moderna avenida Central.[39] "Eixo de todo o elenco de melhoramentos urbanísticos, projetados com a intenção de transformar a velha, suja e pestilenta cidade colonial portuguesa numa metrópole

---

36. Monteiro Lobato publicou o livro *Zé Brasil* em 1947. Sobre as versões do Jeca e a criação de Zé Brasil, ver M. Lajolo, "Jeca Tatu em três tempos", in: R. Schwarcz (Org.), *Os pobres na literatura brasileira*, São Paulo, Brasiliense, 1983. Ver, também, S. H. T. de A. Leite, *Chapéus de palha, panamás, plumas, cartolas: a caricatura na história paulista, 1900-1920*, São Paulo, Unesp, 1996.

37. Ver o livro de D. M. de Albuquerque Júnior, *Nordestino: invenção do "falo": uma história do gênero masculino (1920-1940)*, 2. ed., São Paulo, Intermeios, 2013.

38. Diferentes interpretações sobre o sertão foram analisadas por N. T. de Lima, *Um sertão chamado Brasil: intelectuais, sertanejos e imaginação social*, tese de doutorado, Rio de Janeiro, Instituto Universitário de Pesquisas do Rio de Janeiro, 1997.

39. Em 1918, Afrânio Peixoto discursou em homenagem a Miguel Pereira e disse que "o nosso sertão" começava "pelos lados da Avenida Central". G. Hochman, op. cit., p. 70.

moderna e cosmopolita"[40], aquela avenida, hoje Rio Branco, não estava distante dos cortiços e de suas mazelas. Além disso, a propaganda dos produtos para engordar encontrava interessados entre as elites letradas. O pavor de emagrecer subitamente se relacionava à ameaça dos surtos epidêmicos. Mas também havia uma preferência estética presente entre ricos e pobres por um corpo formoso e forte. Daí o sucesso dos anúncios de um remédio chamado Sargol, destinado a "aumentar as carnes" de qualquer magricela:

> o erro incorrido por quasi todas as pessoas magras desejosas de ganharem carnes, formosura e forças ao mesmo tempo, é a sua insistência em encherem seus estômagos com drogas de qualquer classe, ou de participarem de comidas demasiado grassentas.[41]

Nesse caso, a verdadeira causa da magreza seria a dificuldade orgânica de assimilar apropriadamente os alimentos. A preocupação com a magreza é antiga, assim como as receitas elaboradas para engordar. Mas os anúncios do Sargol garantiam que, com sua ingestão diária, todos os nutrientes seriam bem aproveitados, não haveria magreza, apenas formosura. Segundo a propaganda, com Sargol era possível "encher" o corpo e ganhar entre cinco a sete quilos de "carne sólida e permanente".

Sargol era apenas um entre os vários remédios destinados a aumentar a corpulência, em uma época na qual os

---

40. J. L. Benchimol, *Pereira Passos, um Haussmann tropical: a renovação urbana da cidade do Rio de Janeiro no início do século XX*, Rio de Janeiro, Secretaria Municipal de Cultura, Turismo e Esportes, 1992, p. 227.

41. *Revista da Semana*, Rio de Janeiro, ano XVII, n. 36, 4 out. 1916, p. 38.

brasileiros magricelas eram conhecidos pelo termo "estica", como em Portugal. A propaganda do xarope Alcatrão e Jatahy, de Honorio Prado, por exemplo, era uma entre as várias que prometiam a cura de febres, escarros de sangue, tosse e, ainda, da magreza.[42] Muitos "desenganados", acometidos por "magreza extrema", eram mostrados nos anúncios de um remédio chamado Jatahy Prado e também do Composto Ribott. Milagres eram prometidos aos seus consumidores, e o maior deles era engordar mesmo quem fosse raquítico e "encaveirado". Seja nos cortiços, seja nos bulevares, os regimes indicados aos doentes muito magros, que pareciam morrer de tanto tossir e transpirar, enfatizavam refeições fartas, mas nem sempre prescreviam a quantidade exata de alimentos para cada refeição. Alguns incluíam banhos quentes, ingestão de leite com mastruço e chá de casca de angico.[43] Outros insistiam na importância do repouso e dos horários das refeições.

Do ponto de vista médico, a magreza era um problema principalmente quando resultava de doenças, verminose e miséria. Conforme mostrou a *Gazeta Médica da Bahia* em 1913, a tuberculose era favorecida pela má nutrição, acabando por desencadear outras doenças, entre as quais a diabetes e a anemia.[44] Esta última era facilmente relacionada à melancolia, aos "temperamentos macabunzeos" e à magreza extrema. Nos jornais, alguns exemplos vindos do exterior serviam como referência. Em 1886, um artigo mostrou uma

42. *O Paiz*, Rio de Janeiro, ano XXI, n. 7.434, 14 fev. 1905, p. 4.

43. J. Magalhães, *Medicina folclórica*, Fortaleza, Imprensa Universidade do Ceará, 1966, p. 72.

44. Ver *Gazeta Médica da Bahia*, Salvador, v. XLIV , n. 12, jun. 1913, p. 567-568.

receita prescrita por um médico francês capaz aumentar o volume dos "esticas" mais extremos:

> no seu tratado da *Hygiene da Belleza*, o Dr. Monin indica este regimen alimentar para combater a magreza. Leite natural, nata do mesmo deitada em café, chocolate ou kirsch, manteiga fresca, iodo-bromurada, farinhas leitosas, pão bem cozido, etc. Entre sopas o especialista recomenda as massas e principalmente a farinha de milho cozida em leite.[45]

Embora a individualização dos regimes, respeitosa de cada tipo humano, já fosse uma tendência médica conhecida, muitas receitas ainda preferiam sublinhar as diferenças entre as profissões, as idades, os climas e as estações do ano. Por isso, algumas fórmulas para dar corpulência aos trabalhadores braçais não eram as mesmas indicadas aos "homens de gabinete". Para os doentes, sobretudo em casos de "febres e sezões", emplastros e chás pareciam fornecer algum conforto, mas eles eram destinados a vários fins, podendo incorporar "dietas de engorda" tanto quanto os tratamentos para a "limpeza estomacal".

De todo modo, uma espécie de regra geral estava integrada ao cotidiano: quando se era magro — independente da especificidade de cada peso ou psiquismo —, era comum recomendar alimentos ensopados, assim como um bom consumo de gordura animal e de carne. Também existiam os que acreditavam em promessas rezadas, uso de patuás feitos com pedras e ervas destinadas a "dar corpo e proteção" aos mais mirrados.

---

45. "Conselho Diário", in: *O Paiz*, Rio de Janeiro, ano III, n. 202, 23 jul. 1886, p. 2.

A magreza podia ser de nascença ou adquirida e os regimes variavam em função dessa importante distinção. Magreza adquirida sugeria doença ou sofrimento posterior ao nascimento, enquanto a outra era quase uma excentricidade da Natureza, difícil de consertar. Por ser vista como sem solução, essa magreza já fora alvo de inúmeras piadas, das mais cruéis às mais ingênuas:

> Falava-se de uma actriz que prima pela sua magreza entre todas as dos nossos theatros. — Ella é tão fraca, dizia hontem um *rato de bastidores*, que quando tem calor não se abana com medo de cahir...[46]

Para a tristeza dos magérrimos, seus corpos mirrados também costumavam ser associados aos purgantes difíceis de tolerar, aos insossos ou lunáticos. Conforme uma expressão antiga, essa gente que parece estar por um fio é "sem gosto, sem gula, sem gana, desconjura". Para quem gostava de chacotas, dizia-se também que podia acontecer de um sujeito ficar em tal estado de magreza que "andava na chuva sem se molhar".[47]

Na Bahia, um anúncio de 1914 contava com a suposição de que os bons restaurantes engordavam qualquer magricela.[48] Esse restaurante não era o único a valorizar as silhuetas gordas em sua propaganda. Várias vezes a figura do gordo representou a fartura à mesa e a promessa de lucro para os comerciantes de produtos alimentícios.[49]

---

46. "Echos de toda a parte", in: *O Paiz*, Rio de Janeiro, ano IV, n. 1.148, 27 nov. 1887, p. 3.

47. *Revista da Semana*, Rio de Janeiro, ano X, n. 502, 26 dez. 1909, p. 44.

48. Imagem de anúncio do Restaurante Bahia no jornal baiano *A Noticia*, ano I, n. 28, 21 out. 1914, p. 5 (ver à p. 39).

49. Imagem da *Fon-Fon*, Rio de Janeiro, ano XV, n. 3, 15 jan. 1921, p. 29 (ver à p. 39).

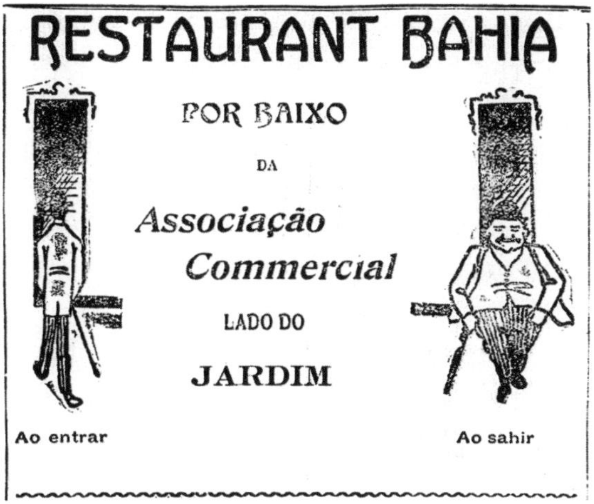
RESTAURANT BAHIA
POR BAIXO
DA
Associação
Commercial
LADO DO
JARDIM
Ao entrar
Ao sahir

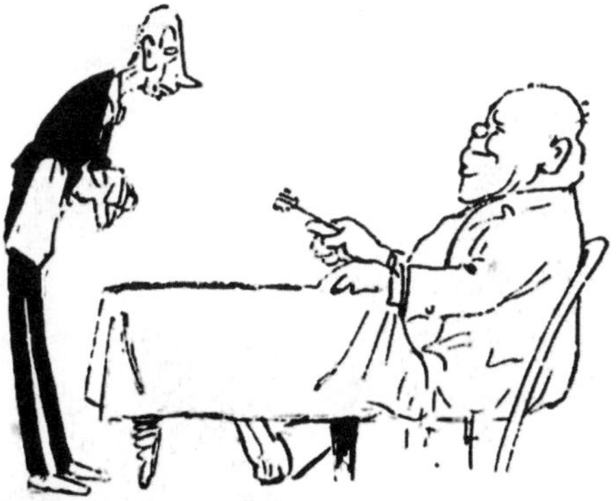

O copeiro — *Pelo que vejo, o Snr. é um «bom garfo».*
Freguez — *Aqui no «Toscana» não me contento de ser só garfo. sou faca e colher tambem.*

Do armazém à máquina

Enquanto a maior parte da população brasileira morava em zonas rurais, fazia sentido pensar que o corpo humano assemelhava-se a um *armazém*, dentro do qual era preciso estocar comida, mantendo-o cheio. E, decerto, eram os gordos, mais do que os magros, que respondiam de maneira positiva à expectativa dos armazéns fartamente guarnecidos.

Entretanto, uma mudança profunda na concepção científica dos gordos e magros vinha sendo promovida desde o século XIX. Nas sociedades industriais, os estudos sobre a combustão, seguidos do desenvolvimento das empresas de seguro, contribuíram para modificar as imagens do gordo e da gordura.[50] Para empresários e cientistas, os gordos começaram a sugerir uma falha orgânica que os incapacitava para o trabalho. Sob a inspiração das leis da Termodinâmica, a adiposidade abundante foi pensada como resultado do excesso de "matéria inútil", acumulada dentro do organismo.

Segundo esse ideário, ser muito gordo não resultava necessariamente de fartura à mesa, gulodice ou um desequilíbrio dos humores. Com o desenvolvimento industrial, a função do alimento passou a ser assimilada àquela do combustível nas máquinas industriais.[51] Esperava-se que o corpo humano "trabalhasse" como elas, o que comprovava os fundamentos para uma nova ciência do trabalho. Desse modo, quanto mais excessiva a adiposidade, maior era a quantidade de "carbono não queimado" pelo organismo, denunciando uma falha individual. Ou seja, se fosse gorda, a "máquina corporal" seria incapaz de realizar plenamente sua obra.

---

50. G. Eknoyan, "A History of Obesity, or How What Was Good Became Ugly and Then Bad", in: *ACKD*, v. 13, n. 4, out. 2006. Disponível em: <http://www.ackdjournal.org/article/S1548-5595%2806%29-00106-6/fulltext>. Acesso em: 22 nov. 2015.

51. Vários trabalhos de G. Vigarello mostram a relação entre concepções do corpo humano e desenvolvimento industrial. Ver, por exemplo, *As metamorfoses do gordo: história da obesidade*, trad. M. Penchel, Rio de Janeiro, Vozes, 2012.

Por conseguinte, o antigo ideal de um *corpo-armazém*, devoto a estocar gordura para épocas de penúria, viu-se ameaçado. Tendeu a ser progressivamente substituído pela busca de um *corpo energético*, queimador de calorias, autônomo em relação às estações do ano e aos climas. O estoque de comida e gordura dentro do corpo deixaria de ser signo de prudência para figurar como um excesso inútil. O gordo seria portanto uma prova contundente da própria incapacidade de *transformar* o alimento em energia produtiva. Diferente dos esbeltos, ele seria mais lento, com dificuldade para otimizar o que come, como se fosse uma máquina falhada, antiquada, anacrônica dentro da vida doravante atrelada às leis da Termodinâmica e às necessidades da produtividade das fábricas.

Daí o temor diante dos alimentos cuja combustão supunha-se difícil, abrindo espaço para as primeiras suspeitas em relação aos biscoitos e bolos, conforme o tratamento da obesidade indicado por Brillat-Savarin, também no século XIX.[52] Para o autor, havia alimentos mais favoráveis a ser transformados em matéria nociva dentro do corpo, de onde se explica seu alerta para evitar comer quando não há apetite. Afinal, o corpo não devia mais ser pensado como um lugar de estoque e sim como um meio de transformação, processamento e produção.

Entretanto, demorou algum tempo para que a visão negativa e industrial do corpo gordo fosse aceita no Brasil. Não que os cientistas recusassem esses novos ventos da história, vários deles aliás já prescreviam regimes para "acelerar" o trabalho orgânico e evitar a obesidade. As transformações dos alimentos em combustão foi um tema presente na

---

52. B.-Savarin, *Physiologie du goût: méditations de gastronomie transcendante*, Paris, Gabriel de Gonet ed., 1848, p. 226-227.

literatura sobre a saúde e o clima do Brasil.[53] Mas ainda era forte a antiga suposição de que a saúde era comprovada com uma boa dose de corpulência. E os limites entre corpulência e obesidade nem sempre eram muito precisos. Se uma parte dos pesquisadores brasileiros do começo do século passado admitia que "o homem não passa de um motor animado", devendo portanto assumir uma "alimentação cientifica", supunha-se também que não era fácil nem comum adotá-la.[54]

De fato, até a década de 1950, o receio de ter um corpo destituído de forças ou de conceber filhos "mirrados", com corpos no estilo "cipó, espeto ou palito", dificultava a desvalorização dos gordos. Nas famílias abastadas, as mulheres magérrimas levantaram por muito tempo a suspeita de terem alguma paixão recolhida ou de sofrerem dos nervos, enquanto os jovens ricos secamente magricelas teimavam em lembrar os neurastênicos, intelectuais ranzinzas ou com personalidade demasiado sensível. Jovens muito magras eram comumente chamadas de "bacalhau de porta de venda", carentes de lombrigueiros, escorridas e mirradas, espigas sem solução, "mais magrelas que canja de hotel". A quantidade importante de expressões e nomes típicos do vocabulário crítico da magreza comprova a espessura do receio de ser magro no Brasil. A fartura à mesa insistia em lembrar os corpos capazes de desenhar curvas em meio à carne e, também, à generosidade, ao riso solto e à tranquilidade.[55]

---

53. Por exemplo, A. Peixoto abordou o tema em seu livro *Clima e saúde: introdução bio-geográfica à civilização brasileira*, Rio de Janeiro, Companhia Ed. Nacional, 1938, p. 229.

54. *Jornal do Brasil*, Rio de Janeiro, ano XVIII, n. 95, 5 abr. 1908, p. 12.

55. O sonho da fartura e da abundância alimentar é milenar. Ver, por exemplo, a fábula da "Cocanha", analisada por H. Franco Júnior,

A paródia de Juó Bananère[56], estudada por Saliba, também mostra o sonho de uma "revolução da abundância", propiciadora de banquetes populares, com leitão assado, peru e farofa.[57]

A literatura brasileira contém exemplos ilustrativos sobre a vontade de comer bem e engordar. Por exemplo, Macabéa, personagem criada por Clarice Lispector no livro *A hora da estrela*, era magra e desejava ganhar corpo:

> Macabéa entendeu uma coisa: Glória era um estardalhaço de existir. E tudo devia porque Glória era gorda. A gordura sempre fora o ideal secreto de Macabéa, pois em Maceió ouvira um rapaz dizer para uma gorda que passava na rua: "A tua gordura é formosura!" A partir de então ambicionara ter carnes e foi quando fez o único pedido de sua vida. Pediu que a tia lhe comprasse óleo de fígado de bacalhau.[58]

Macabéa era seca, rala em sua existência, o oposto do "estardalhaço" de Glória, com quadris bamboleantes, filha de açougueiro e promessa de apetitosas carnes. A personagem Macabéa confirma uma antiga tendência presente no imaginário criado dentro de romances eruditos, mas também em

---

Cocanha: a história de um país imaginário, São Paulo, Companhia das Letras, 1998.

56. Pseudônimo do escritor paulista Alexandre Ribeiro Marcondes Machado.

57. E. T. Saliba, "A dimensão cômica da vida privada na República", in: F. A. Novais e N. Sevcenko (Orgs.), *História da vida privada no Brasil*, v. 3, São Paulo, Companhia das Letras, 1998, p. 347-348. Ver também, do mesmo autor, *Raízes do riso: a representação humorística na história brasileira: da Belle Époque aos primeiros tempos do rádio*, São Paulo, Companhia das Letras, 2002.

58. C. Lispector, *A hora da estrela*, Rio de Janeiro, Rocco, 1999, p. 61.

contos e canções populares: brasileiros oriundos das regiões secas carecem de gordura e de sua marca principal: as formas físicas vistosas, ou seja, a beleza abundante, expressão maior do corpo bem alimentado.

Magrinhas: entre a graça e a anemia

Todavia, existiam magros e magras considerados atraentes. As revistas mundanas brasileiras continham elogios a diferentes tipos de mulher, inclusive à magricela. O que comprova o quanto a história dos gordos e magros é ambivalente e está longe de ser unívoca.[59]

Magrinhas eram, por exemplo, as meninas meigas e fininhas, que prometiam, pelo olhar ou pelo andar, tornar-se encantadoras com a chegada da vida adulta. Esbeltas feito junco, "bonequinhas airosas" como flores, faziam sucesso na imprensa mundana tanto quanto as mais roliças e cheias de corpo. As crianças magricelas também não eram necessariamente malvistas, muitas pareciam dentro da normalidade. Eram magras porque estavam em fase de crescimento, um período no qual espichavam mais para cima do que para os lados. Esperava-se que elas acabassem por encorpar e, mesmo antes disso, não estavam a salvo dos olhares repletos de candura e simpatia. De fato, as magricelas foram alvo de chacota, mas receberam alguns elogios:

59. Essa ambivalência foi observada por outros pesquisadores e, de maneira original, por Martins, quando analisou a literatura infantil produzida no Brasil, especialmente depois de 1980. J. Martins, *Tudo menos ser gorda: a literatura infantojuvenil e o dispositivo da magreza*, dissertação de mestrado, PPGEdu, Porto Alegre, UFRGS, 2006.

> A Clementina Salgado, que é magra como um palito, teve um sucesso exquisito... O vendaval levantou a saia dela e mostrou... Que panorama bonito![60]

Algumas magrinhas esguias possuíam uma silhueta capaz de encantar:

> Musa profana
> Magra, formosa, esbelta, afidalgada, esguia, tu me fazes lembrar uma ilusão bemdita! A loucura do gozo, a tua carne incita. O teu sublime olhar ferindo acaricia.[61]

O humor masculino era pouco correto para com as mulheres e, por isso, havia quem escrevesse que a pior maneira de sentir calor era casar com uma gorda, sendo que as magras eram mais resistentes, pois "osso não derrete".[62] Nos anos 1920, as magrinhas que apareciam nos bailes e festas da capital brasileira lembravam "aves melindrosas"[63], que jamais perdiam a graça ou, como se dizia, "o chiste".[64]

Mas as muito magras ainda lembravam um costume milenar, relacionado ao jejum de inspiração religiosa, tendência que não é exclusiva do Brasil. Quando a anorexia nervosa foi divulgada pelos meios de comunicação de massa como uma "nova doença", típica das últimas décadas do século XX, já existia uma história anterior de regimes rigorosos e jejuns, sobretudo entre religiosas. Nos Estados Unidos, por exemplo, o começo do século XX foi um período histórico

60. *O Rio Nu*, Rio de Janeiro, ano II, n. 128, 27 set. 1899, p. 2.

61. Ibidem, ano XVIII, n. 1.651, 12 jun. 1915, p. 6.

62. *Careta*, Rio de Janeiro, ano XXII, n. 1.124, 4 jan. 1930.

63. Ibidem, ano XV, n. 741, 2 set. 1922, p. 14.

64. Ibidem, ano XV, n. 725, 13 maio 1922, p. 23.

crucial para o entendimento do assunto.[65] *"Fasting girls"* era uma expressão utilizada pelos ingleses e norte-americanos para descrever casos com prolongadas abstinências alimentares, muitas vezes relacionados a crenças e rituais religiosos, mais comuns entre mulheres. Esse tema será retomado mais adiante.

Magricelas, magrelinhas e homens magros viravam preocupação e despertavam receios quando mostravam sofrer de inapetência, dispepsia, verminose ou anemia. Desde o século XIX, os médicos se pronunciavam na imprensa sobre esses problemas. A inapetência era considerada um sintoma típico da vida das mulheres ricas e dos "homens de gabinete". Acreditava-se que esses tipos tendiam a sofrer de dispepsia, problema que, segundo os médicos, era raro entre trabalhadores braçais. A dispepsia acometia os que pouco desgastavam o corpo com o trabalho e possuíam digestões imperfeitas, "dahi a inappetência". Já o trabalhador braçal conhecia o "verdadeiro apetite". A medicina acolhia a ideia de que "a sedentariedade causava a falta de apetite, a dyspepsia".[66] Um dos médicos que escrevia nos jornais das primeiras décadas da era republicana afirmava que a dispepsia era uma doença dos mais abastados:

---

65. J. J. Brumberg, *Fasting Girls: The History of Anorexia Nervosa*, Nova York, Vintage Books, 2000, p. 98. E. Shorter, especialista em história da medicina, autor de um estudo sobre o corpo das mulheres do meio rural no século XVII, verifica igualmente que o final do século XIX e o começo do XX foram essenciais para a constituição posterior dos temores diante da anorexia nervosa. E. Shorter, *From the Mind Into the Body: The Cultural Origins of Psychomatic Symptoms*, Nova York, The Free Press, 1994, cap. 6.
66. Dr. E. Magalhães, *Diario Popular*, São Paulo, ano XIV, n. 4.450, 29 jan. 1898, p. 1.

> É incrível a insignificância da alimentação de algumas moças; dahi a palidez, as mãos frias, a vida apenas sustentada pelos nervos. Os alimentos indigestos é claro, são o martyrio para o estomago. O uso habitual do feijão é péssimo para certas pessoas. Não há alimento indigesto para quem dispozer [sic] de estomago vigoroso: o operario, o trabalhador em geral, que tem atividade, faz exercícios regulares, não dispõe de recursos para os excessos da mesa, e usa ao contrario, de uma alimentação quase invariável, monótona, não conhece alimentos indigestos — o feijão e a carne secca, o almoço e o jantar, são digeridas perfeitamente nessa classe a indigestão é rara, a dyspepsia raríssima.[67]

O mesmo médico também recomendou ao doente a ingestão moderada de água pois, do contrário, o líquido poderia perturbar a digestão.[68] A carne devia ser consumida com cuidado. Durante anos, a carne vendida em cidades como São Paulo e Belém foi considerada ruim, suspeita de adulteração e, portanto, algo a ser evitado.[69] Alguns médicos defendiam o regime vegetariano, enquanto outros se mantinham firmes na ideia de que a dispepsia só podia ser curada se a carne fosse integrada à alimentação.[70] Uma dentre as várias receitas para combater o mal era "erguer ás cinco, comer ás nove, jantar ás cinco, deitar ás nove. É como se nove dez vez nove". A importância de "comer na hora certa" era mais uma vez reafirmada. Alguns médicos percebiam que

67. Ibidem, ano XIV, n. 4.443, 21 jan. 1898, p. 1.

68. Ibidem, ano XIV, n. 4.446, 25 jan. 1898, p. 1.

69. Sobre Belém, ver F. H. T. da Silva, *Nas tramas da "escassez": o comércio e a política de abastecimento de carnes verdes em Belém, 1897-1909*, São Paulo, Alameda, 2013.

70. *Diario Popular*, São Paulo, ano XIV, n. 4.461, 11 fev. 1898, p. 1.

"o costume de almoçar mais tarde e jantar á noite", principalmente entre os comerciantes, provocava males como a dispepsia.[71] Esse problema também podia ser combatido com o uso da eletricidade em "gabinetes eletroterapêuticos", existentes na época. No Rio de Janeiro, a dispepsia era anunciada na imprensa como podendo ser curada com o Elixir Eupeptico, a Agua de Vidago e "as pílulas do Dr Murilo", à venda na Farmácia Bragantina, à rua Uruguaiana. Possuíam o efeito de purgantes e muito do que era entendido por dispepsia também incluía dores estomacais e constipações intestinais.

Junto com esse mal, o beribéri, a anemia e o raquitismo podiam ser combatidos com tônicos e banhos de mar. Freyre mencionou que os médicos recomendavam que esses banhos ocorressem entre as cinco e sete horas da manhã; logo depois era bom ingerir um cálice de vinho do Porto ou de licor.[72] Mas vários tipos de anemia minavam o corpo e também criavam magrezas assustadoras. Nos anos 1920, a anemia mais frequente entre os brasileiros era chamada de "anemia parasitária", podendo ser tratada com "alimentos substanciosos" e, quando possível, com o consumo de uma cerveja malte.[73] Magrinhas pálidas despertavam comumente a suspeita da anemia e deviam seguir um regime alimentar diferente das mulheres do tipo "sanguíneo".[74] Jovens "amarelinhos" e

---

71. Ibidem, ano XIV, n. 4.467, 18 fev. 1898, p. 1.
72. G. Freyre, *Ordem e progresso*, 6. ed. revisada, São Paulo, Global, 2004, p. 983.
73. Dr. U. Paranhos, "Tratamento de anemias", in: *Revista de Medicina*, São Paulo, v. 8, n. 40, maio 1926, p. 32-42.
74. *Revista da Semana*, Rio de Janeiro, ano XVIII, n. 2, 17 fev. 1917, p. 43.

igualmente magros também eram vistos como seres anêmicos, que demandavam alimentação reforçada.

Mas ainda não era necessário ser atlético ou esportivo para ganhar elogios de médicos e atrair os olhares femininos. O imperativo do *sportman* foi mais forte nos anos 1920 e atingiu sobretudo os jovens urbanos de famílias abastadas. Fora desses limites, gordinhos e magricelas de vários tipos ainda não eram assiduamente incitados a modificar seus volumes corporais. Poucos sabiam o próprio peso. Em 1914, Ruy Barbosa, por exemplo, ao contrário dos doentes de todos os tipos, chegou a ser visto como um homem muito saudável, mesmo não tendo um físico atlético. Apesar do "intenso trabalho mental", ele "nunca sofreu de *surmenage*, nunca foi atingido pela dyspepsia dos intellectuais".[75]

Gordas e magras reprodutoras

Na imprensa da primeira metade do século passado, havia uma diversidade espantosa de comentários jocosos, dirigidos aos mais variados tipos femininos. Os autores, em geral homens, chamavam as mulheres de magricelas, redondas, mignons, gorduchas, palitos, fragatas, vistosas, colossos, bacalhau, varapau, entre outros nomes comuns na época. Na imprensa erótica, esses comentários ganharam mais despudor e malícia. É quando parecia muito natural dizer coisas assim:

> Mulher gorducha é *fragata*, mulher magra é *bacalhau*, pequenina vale prata, mas comprida é varapau.[76]

75. Ibidem, ano XV, n. 1, 14 fev. 1914, p. 15.

76. *O Rio Nu*, Rio de Janeiro, ano XVIII, n. 1.675, 27 nov. 1915, p. 7.

Ou:

> A mulher é: gorda: um repolho. Magra: uma linguiça. Bonita: um demônio. Feia: uma carga. Moça: um sorriso. Velha: um purgante. Rabugenta: um desastre.[77]

Escritores de crônicas, chacotas, contos e conselhos se disputavam entre si para definir "o que era uma verdadeira mulher". Evidentemente, essa tendência é forte ainda hoje, mas foi mais imperativa em períodos nos quais conviver com mulheres independentes e ativas fora do ambiente doméstico estava longe de ser usual. Na imprensa de modo geral, autores de conselhos e piadas estavam habituados a perceber a mulher como um ser mentalmente mais fraco do que o homem, mas cuja principal função na vida era a de preservar a continuação da espécie e o aprimoramento da raça, assegurando a sobrevivência dos nomes de família e a saúde da prole. Segundo essa lógica, que por um lado enfraquece a figura feminina e por outro lhe concede uma grande responsabilidade, todas as mulheres deviam necessariamente cumprir o papel de uma excelente reprodutora. E uma parte da corpulência feminina era lida como sendo a garantia da fertilidade esperada.

Apesar da diversidade satírica de textos e piadas sobre as mulheres, não havia o costume de mostrar a dupla cômica "o gordo e o magro" em versão feminina. Esse espetáculo era raro, aparecia poucas vezes em piadas assim:

> Depois de uma grande ausência, apresentam-se n'um baile duas irmãs; uma d'ellas muito gorda, e a outra muito magra. — O quê! Pois são as minhas amigas? Que diferença! — diz-lhe a dona da casa.

77. Ibidem, ano X, n. 901, 23 fev. 1907, p. 7.

— É verdade — respondem as duas a um tempo — nós ambas em carne e osso.[78]

Em fotografias feitas nas ruas das cidades brasileiras, publicadas na *Fon-Fon* e na *Revista da Semana*, as mulheres com tipos físicos distintos eram mostradas juntas, muitas vezes em duplas, abraçadas ou simplesmente lado a lado. Mas, nos textos sobre saúde e beleza daquelas mesmas publicações, a gorda e a magra não formavam propriamente uma dupla célebre. Elas já tendiam a ser retratadas sozinhas, separadas uma da outra, cada qual com seus problemas e características.

É verdade que a "mulher de papel"[79] estampada na propaganda impressa não abarcava a diversidade de mulheres do cotidiano nacional. Mas, mesmo dentro das revistas, as imagens variavam. As fotografias de cenas urbanas ou de comemorações sociais incluíam gordas e magras, em plena atividade de diversão e trabalho. Elas mostravam uma flagrante diversidade de tipos físicos no espaço público, enquanto os conselhos de beleza e saúde preferiam privilegiar a figura feminina isolada do burburinho social, separada dos afazeres cotidianos e, várias vezes, dentro de casa, diante de um espelho.[80]

Nos anos 1920, quando algumas cariocas começaram a descobrir o contentamento de frequentar as praias, cenas como esta, a seguir, desvelavam belezas diferentes do padrão magro em moda quarenta anos mais tarde.[81]

---

78. *Fon-Fon*, Rio de Janeiro, ano X, n. 25, 17 jun. 1916, p. 62.

79. Expressão de D. S. Buitoni, *Mulher de papel: a representação da mulher pela imprensa feminina*, São Paulo, Summus, 2009.

80. D. B. de Sant'Anna, *História da beleza no Brasil*, São Paulo, Contexto, 2014.

81. Imagem da *Careta*, "Cronica da Saudade", Rio de Janeiro, ano LIII, n. 2.729, 15 out. 1960, p. 19 (ver à p. 52).

Crônica da Saudade

PRAIA DO FLAMENGO

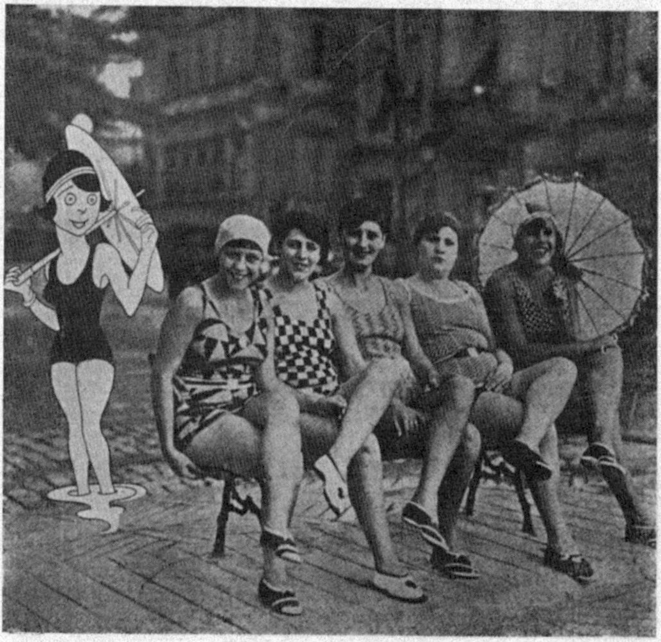

Um banco de credito real.

Na imprensa, as mais cheinhas de corpo apareciam em fotografias, mas também compunham descrições elogiosas assim:

> Gorda, robusta, aparentemente vendendo saúde. Physionomia máscula, decidida, sem entretanto perder um só encanto da mulher, olhos de um tamanho fora do commun, cujas pupilas são dois límpidos diamantes negros, boca sanguínea sombreada por um adorável buço.[82]

Não era portanto apenas entre as classes populares que a gordura significava formosura. Pior do que ser fragata era virar bacalhau, pau de virar tripa ou varapau. Para evitar tamanha tragédia, os conselhos sugeriam cada vez mais assiduamente uma consulta médica. Havia quem tentasse engordar comendo doces e massas ou até mesmo tomando insulina. O comércio local oferecia enchimentos de vários tipos, para os seios e nádegas. "Ancas largas" representavam a promessa de partos fáceis e filhos saudáveis. Os quadris precisavam ser "oscilantes", bambolear com o andar.[83] Na mesma época, o maxixe possuía uma cadência que pedia esse espetáculo. Menear, bambolear, remexer, rebolar os fartos e generosos quadris eram gestos femininos esperados pelos homens daquela época.

Tendo em vista a crença dos brasileiros nas magras de nascença, resistentes a qualquer tratamento, restavam os disfarces das roupas: "Tecidos grossos ou armados, cores alegres e bem vivas, estamparias grandes e fazendas de listras utilizadas horizontalmente." Ou, ainda, o uso de "muitos

---

82. *Fon-Fon*, Rio de Janeiro, ano II, n. 45, 15 fev. 1908, p. 14.

83. *Careta*, Rio de Janeiro, ano III, n. 112, 23 jul. 1910, p. 11.

franzidos e drapeados, saias amplas com anáguas fartas e sempre modelos com linhas horizontais".[84]

Quando o gordo e o magro formavam uma dupla

A exibição de magricelas e gorduchos está na origem da caricatura e das pilhérias populares. Dois extremos que serviram para revelar problemas políticos, facilitar a crítica a algum personagem conhecido ou simplesmente ilustrar uma situação merecedora de observação.[85] Contudo, os defeitos do caráter eram representados na forma tanto de corpos pesados quanto leves. Além disso, a magreza de um e a gordura do outro nem sempre eram o tema central da conversa. Os dois tipos pareciam praticamente similares em seus excessos, o que contribuía para haver alguma solidariedade entre eles, resultante de uma espécie de espelhamento às avessas.

De fato, o gordo não era muito diferente do magro, seja na quantidade de defeitos, seja no número de qualidades. A distância entre eles não era profunda, como ocorrerá mais tarde. Daí a facilidade da imprensa em ilustrá-los formando uma dupla. Seu sucesso alcançou uma época áurea graças ao cinema, com os atores Stan Laurel e Oliver Hardy. Eles formaram a dupla cômica conhecida no Brasil pelo título "O gordo e o magro".

Laurel, o magro, era de origem inglesa, enquanto Hardy, o gordo, nascera nos Estados Unidos. Na década de 1910,

84. *Fon-Fon*, Rio de Janeiro, n. 2.494, 22 jan. 1955, p. 26.

85. Ibidem, ano II, n. 40, 11 jan. 1908, p. 13; *Careta*, Rio de Janeiro, ano XV, n. 707, 7 jan. 1922, p. 25; *Fon-Fon*, Rio de Janeiro, ano II, n. 41, 18 jan. 1908, p. 17.

a companhia Sun-Lite Pictures produziu um filme mudo chamado *The Lucky Dog*, exibido em 1921. A engraçada dupla atuou nele e em muitos outros filmes, mais tarde difundidos pela televisão. Apesar das diferenças entre os dois, ambos eram personagens dos extremos: habitavam os lados opostos da linha que mensurava o equilíbrio físico. Mas acabavam por tecer um laço solidário em algum ponto das disputas e trapalhadas.[86]

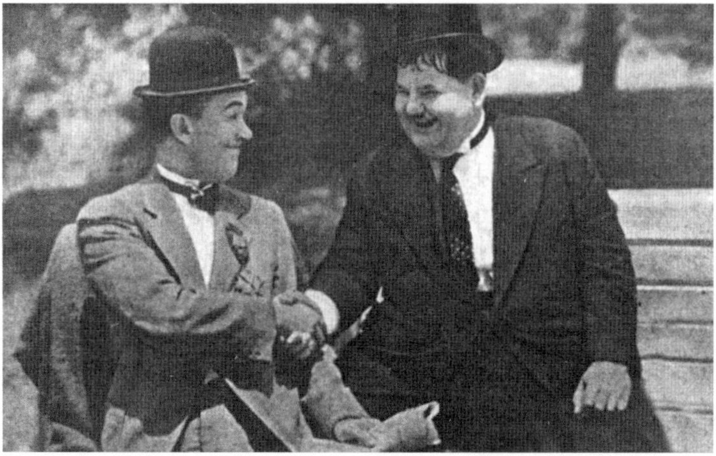

Considerados dom Quixote e Sancho Pança, eles ilustravam "dois padrões humanos de primeira ordem — até na tolice".[87] A dupla cômica serviu inclusive de inspiração à propaganda no Brasil.[88]

86. Imagem da dupla "O gordo e o magro" da *Fon-Fon*, Rio de Janeiro, ano XXXIII, n. 29, 22 jul. 1939, p. 26.

87. *Careta*, Rio de Janeiro, ano XXX, n. 1.526, 18 set. 1937, p. 39.

88. Imagem de anúncio do Tamarindo Purgativo Montenegro com "o magro e o gordo" no *Almanach Leão do Norte*, Recife, Laboratório Montenegro, 1938, p. 8 (ver à p. 56).

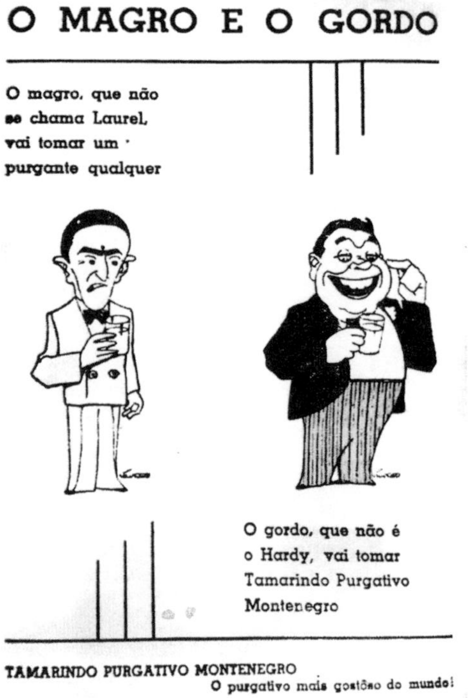
O MAGRO E O GORDO
O magro, que não se chama Laurel, vai tomar um purgante qualquer
O gordo, que não é o Hardy, vai tomar Tamarindo Purgativo Montenegro
TAMARINDO PURGATIVO MONTENEGRO
O purgativo mais gostôso do mundo!

Mas a atração em mostrar as alianças e disputas entre o gordo e o magro é muito antiga.[89] Nelas, podia acontecer de o gordo ser representado como alguém mais inteligente ou mais colérico do que o magro, ou ao contrário.[90]

89. H. Viltard, "Gros méchant: Jossot et l'image discriminante", in: J. Csergo (Org.), *Trop Gros?: L'obésité et ses représentations*, Paris, Autrement, 2009, p. 176-197; D. B. de Sant'Anna, "Balofos, insossos e magricelas: uma história de peso e gosto", in: M. Brepohl et al. (Orgs.), *Sentimentos na história*, Curitiba, UFPR, 2012; e "A cultura na ponta do garfo: estética e hábitos alimentares na cidade de São Paulo", in: *Cadernos Pagu*, Campinas, Unicamp, n. 39, jul./dez. 2012.

90. Imagem de uma piada entre o gordo e o magro, da *Fon-Fon*, Rio de Janeiro, ano II, n. 40, 11 jan. 1908, p. 20 (ver à p. 57).

Imprevidencia

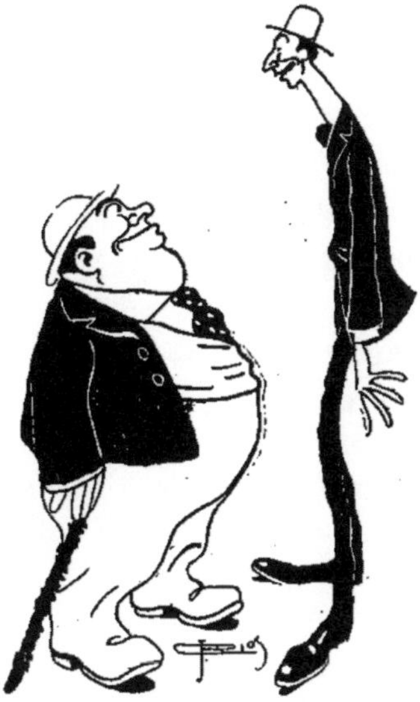

O magro – Sabes de uma cousa? Entrei com o pé direito no anno novo.
O gordo – Pois fizeste muito mal. Foi uma imprudencia. Com estas pernas tão compridas podias ter alcançado 1909, e perdias um anno de vida.

As qualidades e os defeitos de um e de outro variavam, de acordo com os produtos anunciados ou com a natureza da piada narrada. O gordo e o magro representavam a diversidade de contraposições existentes nas sociedades. Provocavam o riso e mostravam a força dos laços amicais entre os homens. No final das histórias narradas entre eles, havia sempre uma espécie de reconciliação entre seus defeitos e qualidades. Por exemplo, em 1926, um pequeno texto intitulado "O gordo e o magro" mostrou que o primeiro era a alegria; o segundo, a tristeza. Dois sentimentos necessários, duas emoções consideradas complementares entre si. O gordo, com suas papadas que "cascateiam pelo pescoço abaixo", olhos pequeninos e travessos, mantendo-se "feliz porque é gordo" e também "gordo porque é feliz". Já o magro, nervoso, neurastênico, sofria dos intestinos, com rosto chupado, pernas em forma de caniço, "é magro porque é infeliz e infeliz porque é magro". Mas ambos dividiam astúcias e inteligências de modo equilibrado. E ainda, segundo o texto, o mais importante não era ser gordo ou magro e sim o fato de que, no amor, finalmente, não se sabia quem vencia:

> si o gordo é mais constante, o magro é mais ousado. O gordo, em geral, é o "coronel". Mas o magro também tem o seu posto. Sem galões, é verdade, mas com divisas... E só não é mais feliz porque vive em sobressaltos, entre sombras e visões... Apenas uma questão de temperamento.[91]

Entre os anos 1930 e 1940, a ciência da Nutrição ganhou importância no país, com o desenvolvimento da "alimentação racional".[92] Era preciso aprender a comer, educar a vontade e os hábitos, assim como estudar maneiras de reduzir a desnutrição e suas consequências nefastas para a sociedade. A fome e a desnutrição, duas ameaças típicas das preocupações nacionais, favoreciam o destaque — na mídia e fora dela — da imagem negativa dos corpos magros, carcomidos pela miséria. Mesmo assim, a dupla humorística "o gordo e o magro" persistia em jornais e revistas provocando

---

91. A. Sodré, "O gordo e o magro", in: *Fon-Fon*, Rio de Janeiro, ano XX, n. 10, 6 mar. 1926, p. 40.

92. J. Rodrigues, *Alimentação, vida material e privacidade: uma história social de trabalhadores em São Paulo nas décadas de 1920 a 1960*, São Paulo: Alameda, 2011, p. 109-112. Sobre a história dos estudos dietéticos, incluindo a ciência da nutrição: F. de A. G. de Vasconcelos, "Tendências históricas dos estudos dietéticos no Brasil", in: *Hist. Cienc. Saúde-Manguinhos*, Rio de Janeiro, v. 14, n. 1, jan./mar. 2007.

risos. Demorou alguns anos para que eles deixassem de ser mostrados juntos e de maneira engraçada. Pouco a pouco, o antigo laço que os unia perdeu seu lugar na história, como se a conhecida comicidade produzida por suas aventuras não despertasse mais o mesmo interesse nem convocasse a mesma aceitação. Um artigo publicado em um jornal carioca de 1950 confirmou a dita perda: a autora contou ter assistido a um velho filme do Gordo e do Magro, do tempo em que, segundo ela, "eles ainda tinham graça".[93]

Gordos ou robustos?

O primeiro alvo do divórcio entre o gordo e o magro foi a criança. Uma atenção inusitada à estética dos corpos infantis cavou uma distância entre aqueles dois antigos companheiros. Isso ocorreu especialmente depois que, entre eles, no lugar julgado o mais equilibrado e normal, emergiu de modo espetacular a *criança robusta*. Espetacular porque esse tipo de criança foi valorizada numerosas vezes em concursos de robustez e de beleza infantil, cujo apogeu ocorreu entre os anos 1930 e 1940. Centenas de bebês e crianças foram considerados os verdadeiros representantes do futuro nacional. O mérito estava em seus diminutos corpos que deviam espelhar vigor e saúde. Em meio a um fervor eugênico típico daquele momento, as imagens fotografadas dos pequenos vencedores, exibidas fartamente pela imprensa nacional, deixavam à margem da história e à sombra do sucesso os bebês e crianças julgados magricelas, assim como as mães que supostamente ignoravam as leis básicas da boa nutrição. Mais

93. D. S. de Queiroz, Café da manhã, "Voo baixo", in: *A Manhã*, Rio de Janeiro, ano IX, n. 2.621, 23 fev. 1950, p. 4.

do que os gordos, eram os magricelas que tendiam a ser enxotados para fora do futuro da nação e de uma identidade brasileira doravante julgada normal e correta: o corpo robusto.[94]

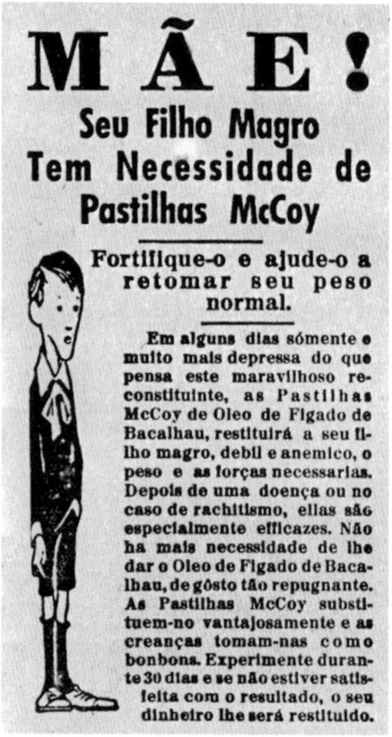
MÃE!
Seu Filho Magro Tem Necessidade de Pastilhas McCoy
Fortifique-o e ajude-o a retomar seu peso normal.
Em alguns dias sómente e muito mais depressa do que pensa este maravilhoso reconstituinte, as Pastilhas McCoy de Oleo de Figado de Bacalhau, restituirá a seu filho magro, debil e anemico, o peso e as forças necessarias. Depois de uma doença ou no caso de rachitismo, ellas são especialmente efficazes. Não ha mais necessidade de lhe dar o Oleo de Figado de Bacalhau, de gôsto tão repugnante. As Pastilhas McCoy substituem-no vantajosamente e as creanças tomam-nas como bonbons. Experimente durante 30 dias e se não estiver satisfeita com o resultado, o seu dinheiro lhe será restituido.

Entretanto, nos concursos de robustez infantil permanecia um antigo fascínio: era a criança gorda e não propriamente a robusta que representava a saúde. Apesar do alerta dado por vários médicos e higienistas dos anos 1930 em relação à necessidade de distinguir a robustez da obesidade, várias das crianças vencedoras eram gordas para os critérios daqueles mesmos médicos, mais do que propriamente

94. Imagem de anúncio das pastilhas McCoy na *Fon-Fon*, Rio de Janeiro, ano XXXIII, n. 29, 22 jul. 1939, p. 6.

robustas. Aliás, para a maior parte das mães e do público espectador dos concursos, era difícil estabelecer diferenças claras entre robustez e gordura. Os artigos científicos tentavam fazê-lo. Por exemplo, já em 1923, um número da *Gazeta Médica da Bahia* trouxe um artigo que mostrava o quanto o valor relativo dos índices de robustez estava em foco na sociedade, mas precisava ser melhorado. Era necessário considerar, para além do peso, o índice da "expansão toráxica".[95] Mas a propaganda de alimentos nem sempre ajudava a distinguir gordura de robustez, como mostra esta a seguir.[96]

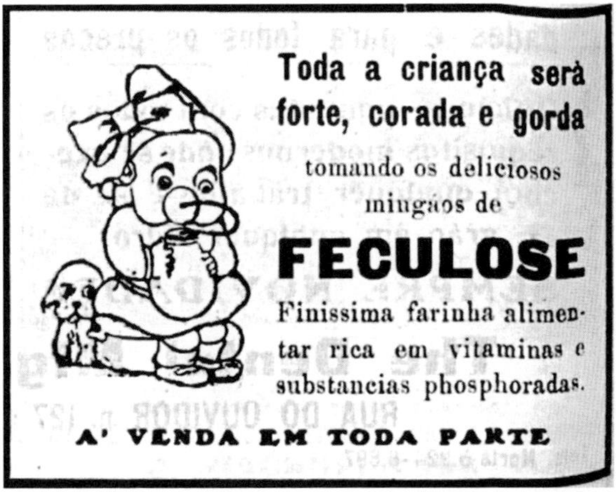
Toda a criança será forte, corada e gorda
tomando os deliciosos mingaos de
FECULOSE
Finissima farinha alimentar rica em vitaminas e substancias phosphoradas.
A' VENDA EM TODA PARTE

A importância da nutrição infantil aumentou com a criação do primeiro Código de Menores pelo governo brasileiro, em 1927. Um ano antes, a alimentação escolar foi um dos temas discutidos no Primeiro Congresso Brasileiro de

95. H. P. Fróes, "Valor relativo dos índices de robustez", in: *Gazeta Médica da Bahia*, Salvador, v. 53, n. 12, jun. 1923, p. 539.

96. Imagem da *Fon-Fon*, Rio de Janeiro, ano XVI, n. 33, 19 ago. 1922, p. 56.

Hygiene.[97] Nele também ganhou espaço a crítica aos supostamente "ignorantes" em matéria alimentar, enfatizando a necessidade de afirmar a legitimidade da influência médica nos cuidados com a criança.[98]

Na imprensa, contudo, vários textos mostravam a dificuldade para definir e medir a robustez. Por exemplo, em 1934, na seção intitulada "Preceitos de Higiene", a *Revista da Semana* publicou um artigo intitulado "A obesidade nas creanças".[99] Nele foi sublinhado que uma das causas da obesidade seria a superalimentação: a criança comia em demasia e engordava. Haveria também fatores hereditários e lesões do sistema nervoso que poderiam provocar a obesidade. Embora se desconfiasse da vida sedentária, o artigo mostrou que esse problema era raro nas crianças porque elas se movimentavam bastante (ao menos naquele tempo). Também existia a desconfiança de uma causa microbiana da obesidade. O artigo afirmou, enfim, que a criança saudável "não é muito gorda. O que não quer dizer que deva ser magra".[100] Ou seja, não são fornecidas muitas indicações sobre como identificar detalhadamente uma criança gorda e uma outra, robusta.

Em uma época na qual o Dia da Criança também era considerado o Dia da Raça, era importante conhecer as medidas e os pesos das crianças, incluindo a altura do tronco e o perímetro do tórax. Atentava-se de modo sério para a aparência dos pés, que deviam ser observados a partir da

97. *Anais do I Congresso Brasileiro de Hygiene*, Rio de Janeiro, 7 a 23 out. 1923, p. 113. (Ver também: *Revista Mensal Educativa e Illustrada*, fev. 1936, p. 10.)

98. Ibidem, p. 113.

99. *Revista da Semana*, Rio de Janeiro, ano XXXV, n. 38, 1 set. 1934, p. 44-45.

100. Ibidem, p. 45.

distinção entre calvos, normais, valgos, com arco anterior caído, joanetes ou se fossem chatos. Os candidatos passavam a ter uma "ficha podálica" e uma abreugrafia, além de ser submetidos a exames odontológico e biométrico para a apreciação da Junta de Julgamento Final, visando à premiação. Esses concursos terminavam por ser uma fonte de informação preciosa sobre as condições corporais das crianças — saúde e aparência —, assim como uma maneira de estimular a adoção de novos cuidados com a alimentação. Eles indicavam a crescente necessidade sentida pelos médicos e governos de ensinar as mães e todos os demais brasileiros sobre o engano que significava considerar saudável uma criança muito gorda.[101]

Mas a criança robusta devia "ter os ossos bem cobertos", pois se admitia que era preciso "guardar reservas", para manter força e disposição. Mesmo entre os médicos, aceitava-se a gordura que não fosse exagerada pois, conforme os artigos por eles publicados nas revistas, em muitos concursos de beleza infantil, ninguém distinguia a robustez da gordura.

Os concursos de robustez infantil já existiam no Brasil antes de 1920, vários deles realizados em datas comemorativas, como o aniversário de algumas cidades e instituições. No entanto, foi a partir do final daquela década que eles se multiplicaram por todo o país. Era comum dar aos pais dos vencedores um prêmio em dinheiro e um certificado de robustez do filho. Também podia ser ofertada uma medalha de ouro e sempre eram divulgadas as fotografias das crianças, dos pais e promotores do concurso. Assim por exemplo, em 1939, uma menina de 34 meses, com quinze quilos, ganhou o primeiro prêmio no concurso organizado pelo Rotary Club de Barretos,

101. Ver também "A creança obesa", in: *Revista da Semana*, Rio de Janeiro, ano XXXVII, n. 40, 12 set. 1936, p. 50.

em São Paulo. Sua fotografia apareceu na *Revista da Semana*, assim como aquela da criança que ficou em segundo lugar.

Nesses concursos, além de considerar o peso e a altura, era relevante escolher as crianças que apresentavam uma boa saúde (incluindo o estado das mucosas visíveis, dentição, circunferência, conformação da cabeça, tórax, exame de pele, aparelhos circulatório, respiratório, etc.). As fotografias de crianças entre 3 meses e 5 anos, mostradas várias vezes nuas, vencedoras dos concursos, comprovam a necessidade de criar um modelo de corpo infantil robusto.

Em 12 de agosto de 1930, foi fundada a Cruzada Pró-Infância, com o objetivo de combater a mortalidade infantil e promover a robustez de todas as crianças brasileiras. A Cruzada voltou-se para a criação de recursos à assistência, educação e proteção das mães e das crianças. O início de suas atividades deu-se na residência da filantropa Pérola Byington, localizada em São Paulo, na avenida Paulista, onde permaneceu até 1931, quando então foi transferida para sua primeira sede à rua Madalena. A Cruzada também deu lugar a publicações. Em dezoito números, a *Revista Infância*, por exemplo, publicada entre 1935 e 1937, estimulou a transformação das relações entre mães e filhos em assuntos de primeira ordem no cenário paulista.[102]

A partir da década de 1930 e, em particular, nas publicações da *Cruzada*, as regras para obter ou manter um corpo saudável prescreviam: a moderação à mesa, principalmente quando se tratava de alimentos proteicos, assim como a redução do consumo de sal e de alimentos muito condimentados. Comer devagar, mastigar bem os alimentos, diversificá-los e ter

102. Ver M. de Moura, *A noção de infância no Brasil na década de 1930: uma análise da revista Infância*, dissertação de mestrado, PUC-SP, 2007.

prazer nas refeições também eram preceitos importantes.[103] Se, por um lado, em 1934, a Constituição brasileira proibiu o trabalho infantil — menores de 14 anos — salvo por autorização judicial, por outro, a identidade da criança adquiriu novos atributos desde então, fazendo com que sua alimentação ocupasse um espaço de grande relevância na imprensa nacional.

Em 1946, o primeiro curso de nutrição brasileiro começou a funcionar na Universidade do Brasil, no Rio de Janeiro, enquanto na capital paulista foi aprovado o regulamento para o curso de nutricionista na Faculdade de Higiene e Saúde Pública da USP. Em 1952 foi estabelecido o Plano Nacional de Alimentação com o objetivo de atentar para a nutrição materno-infantil, e também a criação do programa da Merenda Escolar e com a assistência ao trabalhador.[104] Nesse momento, a desnutrição foi considerada um dos grandes problemas de saúde pública do Brasil.

Em contrapartida, a expressão "robustez infantil" alcançava popularidade e a imagem das crianças gorduchas era amplamente utilizada na propaganda de alimentos, como aqueles da Nestlé, publicados nos anos 1940, na revista *O Cruzeiro*.[105] Mas foi apenas nos anos 1960 que a propaganda do bebê Johnson fez sucesso e que os concursos para elegê-lo começaram a ocorrer no país. Na medida em que os brasileiros passaram a nascer mais em hospitais do que dentro das residências, banalizou-se o hábito de pesar o recém-nascido

103. *Revista Mensal Educativa e Illustrada*, fev. 1937, p. 11.

104. M. L. R. Stefanini, *Merenda escolar: história, evolução e contribuição no atendimento das necessidades nutricionais da criança*, tese de doutorado, USP, 1998.

105. Sobre a Nestlé e a propaganda de alimentos, ver S. T. S. P. de Amorim, "Alimentação infantil e o marketing da indústria de alimentos: Brasil, 1960-1988", in: Revista *História: Questões & Debates*, v. 42, n. 1, Curitiba, UFPR, 2005, p. 95-111.

e o registro de seu peso afirmou-se, desde então, como uma de suas primeiras marcas identitárias. O bebê devia ser identificado por seu sexo, dia e hora do nascimento, cor da pele e, também, por seu peso. A partir dessa época, os investimentos na estética dos bebês conquistaram uma naturalidade espantosa, sendo em grande medida capturados pela imagem loura e macia do célebre bebê a seguir.[106]

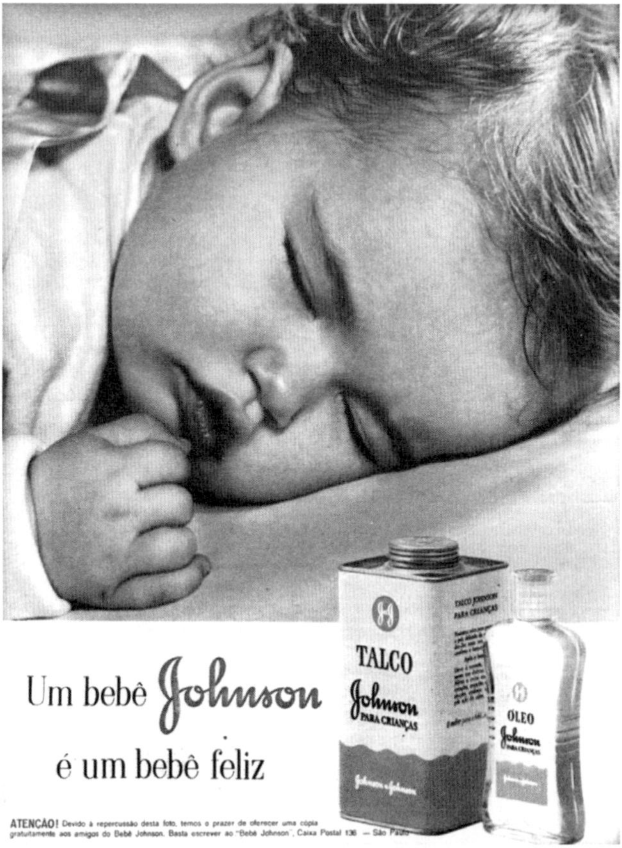

106. Imagem da revista *O Cruzeiro*, Rio de Janeiro, ano XXXIII, n. 4, 5 nov. 1960, p. 98.

2. Vergonha de ser gordo

Adelgar a silhueta

No mundo da gordura, muita coisa era formosura, mas havia uma parte que ninguém queria. Essa parte tendeu a ser cada vez maior na propaganda de remédios e produtos de beleza após a década de 1930. A suposição de que a obesidade roubava anos de vida e provocava má disposição ganhou um espaço até então inusitado na imprensa nacional.

Não se tratava de uma tendência original. "Estigmatização mais aguda dos excessos"[1], a obesidade foi objeto de diferentes classificações médicas, em vários países, assim como de rejeições estéticas e morais. Mas a antiga hipótese do "coração gorduroso", assim como a suposição de que a gordura em excesso provocava sufocamento, foram modernizadas à luz de novas descobertas científicas que associavam a obesidade a um rol diversificado de patologias e, sobretudo, às doenças cardiovasculares.[2]

---

1. G. Vigarello, *As metamorfoses do gordo: história da obesidade*, trad. M. Penchel, Rio de Janeiro, Vozes, 2012, p. 161.
2. B. Tranchesi e I. L. A. Costa, "Coração e obesidade", in: *Revista de Medicina*, v. 20, n. 61, São Paulo, 1936.

Na imprensa brasileira, a crítica à gordura e à obesidade já possuía alguma importância nos anos 1920, justamente quando aumentou o número de conselhos emagrecedores e de anúncios de cintas e massagens para promover a esbelteza. Com a nova moda dos vestidos retos e decotados, exibidos pela publicidade e pelas estrelas do cinema, convinha alongar a silhueta feminina. Existiam cintas para "aliviar os incômodos da gravidez" e também para adelgar diferentes partes do corpo.[3]

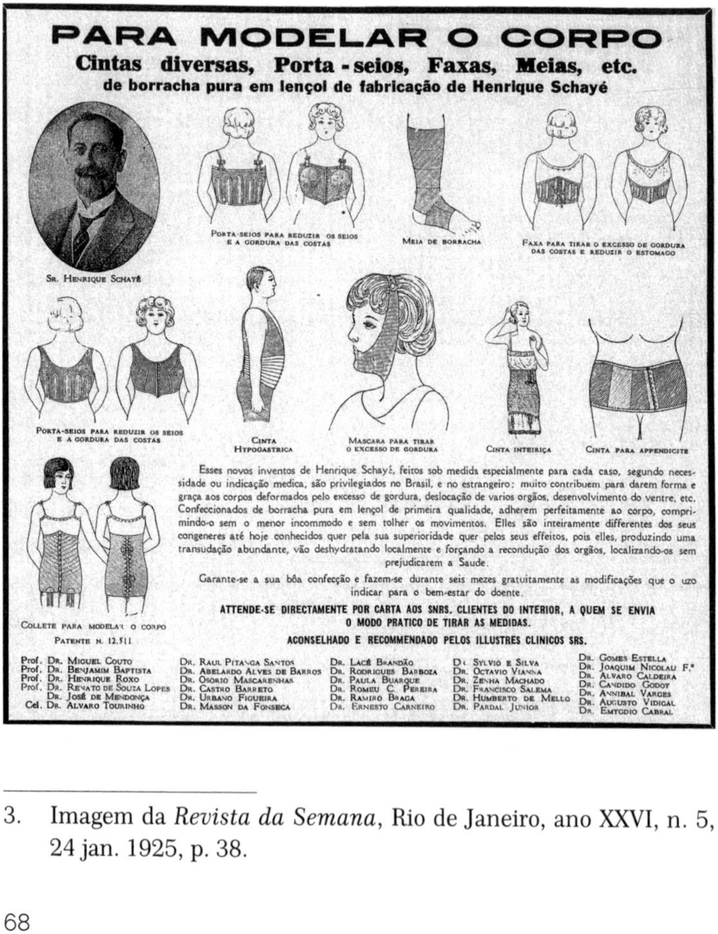

3. Imagem da *Revista da Semana*, Rio de Janeiro, ano XXVI, n. 5, 24 jan. 1925, p. 38.

Adelgar ou adelgaçar a silhueta era um objetivo presente sobretudo entre os jovens abastados do meio urbano. Um corpo adelgado combinava com a nova moda do jérsei e das figuras masculinas que exibiam seu "smartismo", com cara escanhoada e penteados à americana.[4] Para eles, um aparelho de automassagem, curiosamente chamado Le Vampire, compunha os instrumentos de produção de uma aparência física considerada moderna.[5] O *sportman*, com porte ereto, era o alvo da propaganda de fortificantes e remédios para encorpar os desprovidos de muque. As roupas esportivas valorizavam uma nova descontração pautada pelo corpo esguio.[6] Doravante, dizia a propaganda, "todo homem pallido e de hombros caídos" não é mais "uma pessoa muito intelligente". A preferência recairia sobre os "bem desenvolvidos", distantes da debilidade física.[7] Esses ideais com clara influência norte-americana ainda atingiam uma parte minoritária da população brasileira; entretanto, nos anos 1930, os benefícios do emagrecimento e da ginástica já eram divulgados em programas de rádio.

Os primeiros anúncios de um medicamento chamado Emagrina surgiram no final da década de 1920.[8] Foi quando os muito gordos começaram a ser associados a uma quantidade maior de defeitos do que no passado, especialmente

---

4. *A Cigarra*, São Paulo, ano VIII, n. 171, 1 nov. 1921.
5. Anunciado em várias revistas, principalmente em *A Cigarra*, no ano de 1929.
6. Ver C. L. Soares, *As roupas nas práticas corporais e esportivas*, Campinas, Autores Associados, 2011.
7. *Estado do Pará*, Belém, ano VIII, n. 2.505, 21 mar. 1918, p. 2.
8. *Revista da Semana*, Rio de Janeiro, ano XXVIII, n. 27, 25 jun. 1927, p. 42.

quando se tratava do sexo feminino.[9] Essa tendência não foi linear no Brasil, menos ainda homogênea. O antigo pressuposto do corpo-armazém, da gordura como formosura, persistiu durante décadas. Mas a propaganda teve sua parte de contribuição para desvalorizar as silhuetas rechonchudas. Ela divulgava os benefícios de dezenas de medicamentos para afinar a cintura das jovens em busca de casamento, por exemplo, insistindo na mensagem segundo a qual uma "cintura de pilão" era indicador de juventude e inocência. A dita cintura também podia ser produzida por cintas sem barbatanas e, ainda, pela ginástica.

Na mesma época, Andrade mostrou o quanto o peso do corpo feminino como "um dado pessoal" ganhou "notoriedade" em publicações cearenses. Nelas, a gordura excessiva passou a ser vista como uma grande inimiga, capaz de roubar anos de vida, de tal modo que, conforme uma publicação local, era preciso compreender que a linha da cintura correspondia à linha da vida.[10]

Desde então, o sofrimento dos muito gordos adquiriu maior visibilidade pública. Suas queixas foram transformadas em relatos comoventes, sobretudo depois da publicação do célebre livro de Henri Béraud, na França, ganhador do Prêmio Goncourt em 1922, intitulado *O martírio do obeso*.[11] Nele, o personagem não poupa detalhes ao narrar as tentativas feitas para emagrecer:

---

9. O. Zucon, *Da corporalidade: concepções médicas sobre a forma corporal*, dissertação de mestrado, Florianópolis, UFSC, 2006, p. 135.
10. L. Andrade, *Os sentidos das aparências: beleza e fealdade em Fortaleza nas primeiras décadas do século XX*, tese de doutorado em História, São Paulo, PUC-SP, 2016, p. 104-106.
11. H. Béraud, *Le Martyre de l'obèse*, Paris, Albin Michel, 1922.

> começava, para mim, a era da ginástica sueca. A cada manhã, eu me via, nu como um belo ovo rosa, no meio de minha sala. A pantomima começava: eu era um profeta chacoalhando o ar com os braços, depois um Buda, agachando-me para levantar-me lentamente em direção ao céu, depois, deitado sobre um tapete, eu parecia alguém a ser afogado e que mantém as orelhas para fora da água, depois um Adão, estendendo os braços para saber se chove, eu me enrolava, rastejava, saltava e não passava de um catálogo de todas as espécies de dores conhecidas desde as primeiras idades da humanidade. Dessa vez eu emagreci um pouquinho.[12]

Em tempos de velocípede, jazz e Gillette, o peso corporal excessivo dificultava a vida considerada moderna e tornava qualquer atividade um fardo desgastante:

> O homem obeso, ventrudo, de papada larga e toutiço em roscas, que com o mínimo esforço se cansa, cujo coração, sufocado em banha, lucta em vão por manter a defeituosa circulação sanguínea em rythmo de saúde, cujas pernas vergam ao peso excessivo da gordura, cujo fígado mal funcciona, cujas artérias se dilatam, esse homem poderá ter 40 ou 50 annos, que não viverá mais senão mais um ou dois decénios, tal qual aquele outro, magro, de olheiras fundas, ventre reentrante, hombros descaídos, que não digere, não assimila, e que é victima da intoxicação do systema nervoso.[13]

Obesidade tendia, ainda, a lembrar o perigo de intoxicações. Para qualquer pessoa, os anúncios dos Sais Kruschen,

12. Ibidem, p. 32. (Tradução nossa.)
13. *O Paiz*, Rio de Janeiro, ano XXXVIII, n. 13.560, 5 dez. 1921, p. 2.

por exemplo, prometiam combater esse mal, acabar com a gordura e o excesso de peso. A obesidade resultava, segundo boa parte da propaganda, do acúmulo de impurezas no organismo, do mau funcionamento dos intestinos, sendo responsável por comprimir o coração, dificultando sua obra diária. Estava dada uma mensagem já bastante contemporânea: emagrecer era um dever dos mais gordos para preservar a saúde, estivessem eles nos climas quentes ou frios.[14]

Os estímulos para emagrecer indicavam um problema que não cessou de ganhar peso desde então: ser muito gordo não só dificultava a vida, mas devia ter solução. Entre os anos 1930 e 1940, a ideia de que "engordar é envelhecer, é perder a elegância e a esbelteza" começou a se espalhar nos conselhos dirigidos às mulheres e em artigos sobre higiene e saúde.[15] A partir daí, a imagem de uma jovem deitada sobre um sofá podia ser lida como lânguida se seu corpo fosse esguio, e lerda quando gordo.

Segundo uma nova visão higiênica do corpo e da vida, era preciso acabar com o costume das mulheres em fase de amamentação comerem mais do que suportam seus organismos.[16] A insistência sobre a estética chegava a ser mais realçada do que o receio de ficar doente. E a publicidade não deixou de ilustrar como a beleza era enfim menos uma vaidade do que um meio de ser elegante e bem-aceito socialmente.[17]

---

14. *Querida*, Rio de Janeiro, 8 dez. 1955, p. 65.
15. *Revista da Semana*, Rio de Janeiro, ano XLII, n. 10, 8 mar. 1941, p. 50.
16. Ibidem, ano XLIII, n. 10, 7 mar. 1942, p. 35.
17. Imagem da *Careta*, Rio de Janeiro, ano LIII, n. 2729, 15 out. 1960, p. 25 (ver à p. 73).

A Publicidade em 1928

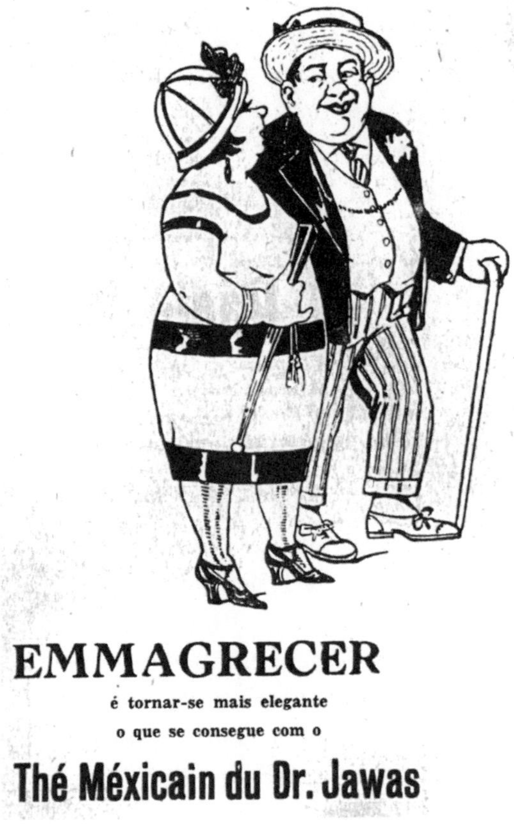
EMMAGRECER
é tornar-se mais elegante
o que se consegue com o
Thé Méxicain du Dr. Jawas

Sem a elegância de uma silhueta esguia, o contato social aparecia nos anúncios como um problema provocador de constrangimento. As mulheres serviam como personagens principais em publicidades que exibiam a vergonha de ser gorda.[18]

---

18. Imagem da *Fon-Fon*, Rio de Janeiro, ano XXXIII, n. 29, 22 jul. 1939, p. 9 (ver à p. 74).

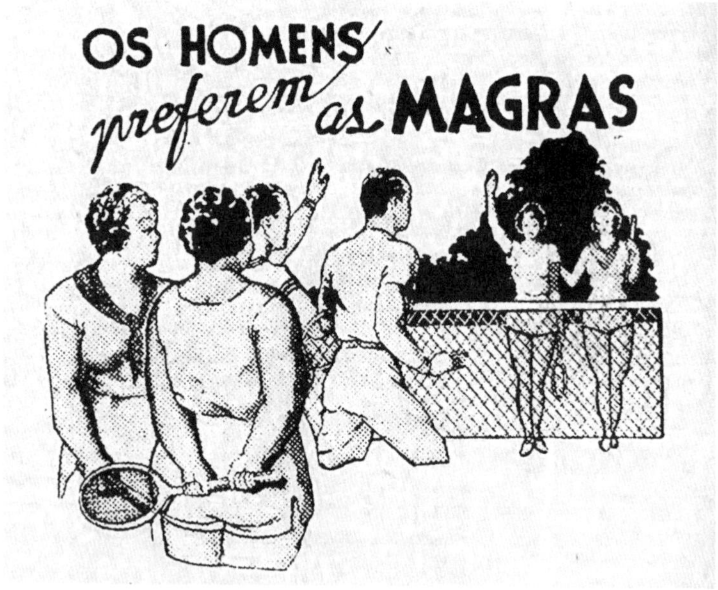
OS HOMENS preferem as MAGRAS

Insistia-se no fardo estético de um corpo gordo, especialmente para as jovens em busca de namoro e casamento. Ainda não era frequente mostrar a necessidade de emagrecer para sentir-se bem consigo mesma. A esbelteza feminina continuava a incluir coxas grossas e quadris largos. Por enquanto, a tendência geral era a de mostrar mulheres que cultivavam uma silhueta esguia para agradar aos homens.

De todo modo, o emagrecimento era relacionado, cada vez mais naturalmente, à necessidade de fazer "um regimen" e exercícios físicos. Os conselhos sobre quais alimentos engordavam e deviam ser evitados ganharam maior espaço nas revistas, especialmente aqueles que anunciavam a associação entre o excesso de peso e o peso da idade.[19]

19. *Careta*, Rio de Janeiro, ano XLI, n. 2.125, 19 mar. 1949, p. 13.

Um número mais variado de "menus para emagrecer" irrompeu na imprensa dos anos 1930, alguns propondo uma alimentação bastante frugal quando comparados com aqueles em moda trinta anos mais tarde. Neles, era usual haver cenoura ou alface temperadas com limão, um pouco de queijo, frutas e torradas.

No entanto, o ceticismo diante das fórmulas e conselhos para emagrecer continuou a marcar muitas piadas e sátiras publicadas pela imprensa:

> Certa senhora voltou a casa muito contente. Descobrira o segrêdo que a faria emagrecer, ser esbelta, manter a linha... O professor de cultura física lhe dissera que devia apenas praticar intensamente a natação. Depois de a escutar pacientemente, seu marido perguntou-lhe:
> — Observaste as baleias?[20]

Embora o emagrecimento não fosse considerado uma "mania", já se admitia que havia excessos capazes de provocar "devastações entre as filhas de Eva".[21] Ao mesmo tempo, a desconfiança de que a "natureza de cada um" dificilmente seria modificada pelas mãos humanas impedia uma confiança maior nos regimes prescritos para perder peso. Além disso, as queixas vindas das mais magras revelavam o quanto estas também penavam. Afinal, o problema da magreza ainda marcava uma presença importante na realidade brasileira, ao lado do espectro da fome e da miséria.

---

20. Ibidem, ano XLIX, n. 2.534, 19 jan. 1957, p. 13.
21. Ibidem, ano XLIII, n. 2.209, 28 out. 1950, p. 14.

Qual é seu peso?

Uma das raras vezes em que a balança apareceu na imprensa nacional misturada ao erotismo foi em 1907, no jornal carioca *O Rio Nu*.[22]

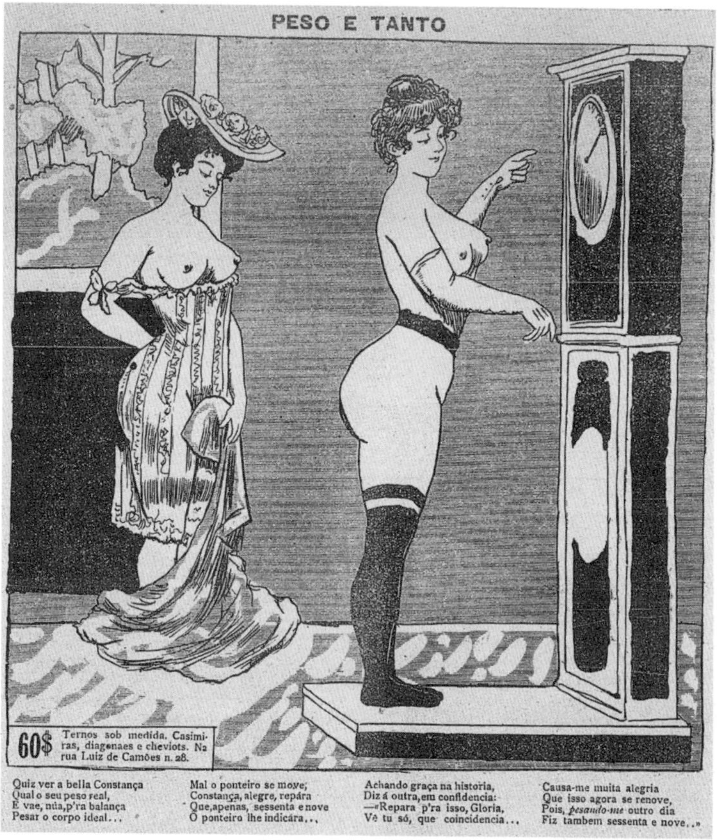
PESO E TANTO
60$ Ternos sob medida. Casimiras, diagonaes e cheviots. Na rua Luiz de Camões n. 28.
Quiz ver a bella Constança
Qual o seu peso real,
E vae, nüa, p'ra balança
Pesar o corpo ideal...
Mal o ponteiro se move;
Constança, alegre, repára
Que, apenas, sessenta e nove
O ponteiro lhe indicára...
Achando graça na historia,
Diz á outra, em confidencia:
—«Repara p'ra isso, Gloria,
Vê tu só, que coincidencia...
Causa-me muita alegria
Que isso agora se renove,
Pois, *pesando-me* outro dia
Fiz tambem sessenta e nove...»

22. Imagem da capa de *O Rio Nu*, Rio de Janeiro, ano X, n. 945, 27 jul. 1907.

Afiada com a natureza da publicação, essa imagem revelou mais a sedução das curvas corporais femininas do que a necessidade de fazer regime ou de controlar o próprio peso. Nessa época, as balanças para pesar o corpo não eram comuns, mas as piadas a respeito de seu uso apareciam frequentemente na imprensa, sugerindo o quanto o ato de se pesar não fazia parte da rotina. Às vezes, a balança servia de pretexto para realizar críticas sobre outros problemas diferentes do peso corporal. Por exemplo:

> — Preciso tratar-me. Estou engordando muito. Hontem pesei-me e vi que tenho cento e dez kilos.
> — Que horror! Mas onde te pesaste?
> — Na balança da venda da esquina.
> — Ah! Tranquilisa-te; não pesas mais do que a metade.[23]

As piadas sobre a balança também incluíam as crianças:

> Calino tem uma balança romana que não vae além dos dez kilos. Um dia diz ao filho que se pese alli.
> — Mas se eu peso pelo menos trinta kilos!
> — Isso que tem? Pesa-te três vezes.[24]

Na medida em que os conselhos de beleza e saúde começaram a insistir na necessidade de todos utilizarem a balança com seriedade e assiduidade, esse equipamento adquiriu perfis antipáticos, sendo considerado cruel e mentiroso. Chegou a virar objeto de surras de alguns usuários ilustrados em chacotas, como ilustra a imagem a seguir.[25]

---

23. *Revista da Semana*, Rio de Janeiro, ano VIII, n. 365, 12 maio 1907, s/p.
24. Ibidem, ano XVII, n. 22, 8 jul. 1916, p. 8.
25. Imagem da *Fon-Fon*, Rio de Janeiro, ano XXI, n. 6, 5 fev. 1927, p. 73 (ver à p. 78).

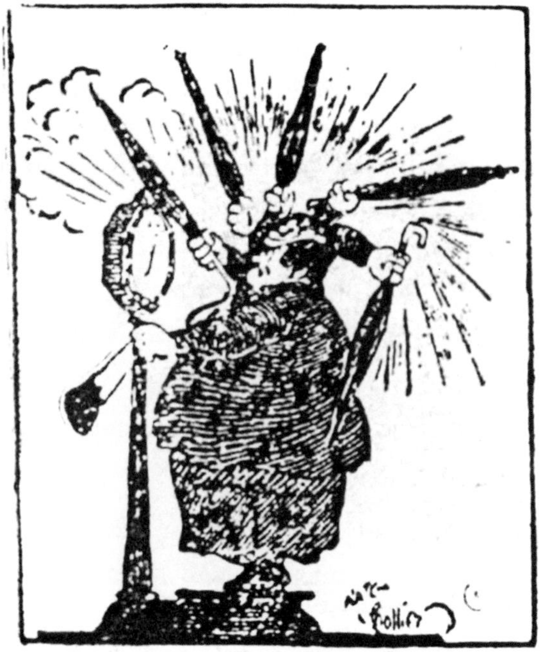

A senhora que pesava 110 kilos olhando para o ponteiro da balança
— 110 kilos! Mentirosa! Mentirosa!

Pesar o corpo tornou-se uma experiência "de bom-tom", especialmente para as mulheres. Quanto mais elas conquistaram o direito de ser sujeitos de seus próprios destinos, afirmando-se como produtoras e não apenas como reprodutoras, os cuidados com o corpo pessoal — incluindo seu peso, sua saúde e aparência — tornaram-se a comprovação de suas autonomias, adquiridas ou que precisavam sê-lo. Ou seja, a balança passou a representar um meio de contribuir para que cada mulher cuidasse sozinha do próprio corpo, legitimando a necessidade de um controle diário e minucioso sobre a aparência física.

Os homens também foram chamados a pesar o corpo com assiduidade, e não apenas quando faziam o serviço militar ou eram examinados em consultórios médicos. Na propaganda, eles foram cada vez mais convocados a superar o receio de verificar o próprio peso.[26]

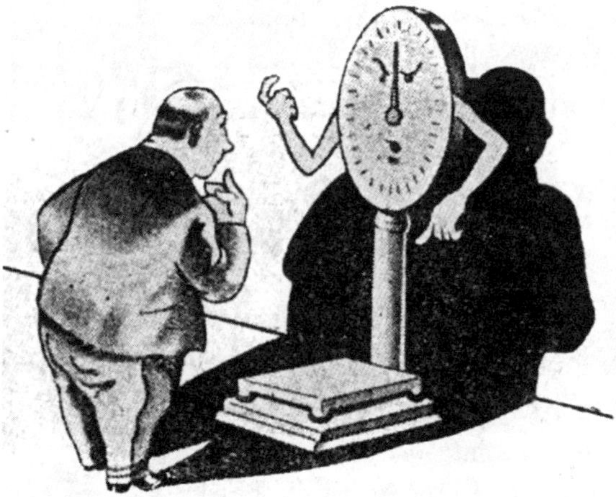

O peso do corpo ainda não formava uma parte evidente da identidade dos brasileiros. A relação com a balança não havia integrado o cotidiano nacional. Sua aceitação foi progressiva e desigual no país. As crianças e os jovens foram os primeiros a aderir ao novo costume. Mas, para os adultos, sobretudo os mais idosos, sonhar com balança era interpretado como mau agouro.[27] Nesse aspecto, várias reportagens sobre os atores americanos tiveram um papel pedagógico. Elas expunham os regimes alimentares dos astros, tanto para engordar como para emagrecer, mostrando os benefícios de

26. Imagem da *Fon-Fon*, Rio de Janeiro, ano XXIX, n. 8, 23 fev. 1935, p. 5.

27. *Fon-Fon*, Rio de Janeiro, ano XLII, n. 2.152, 3 jul. 1948, p. 12.

pesar o corpo sempre que possível. Também eram exibidas fotografias desses artistas durante a prática de exercícios e no momento da pesagem. Por exemplo, o ator Kay Kayser apareceu em uma reportagem que detalhava seu esforço para engordar. Após um regime feito com a intenção de "ganhar carnes", Kayser testou os próprios méritos sobre uma balança.[28] Outros seguiram o mesmo caminho e, nos anos 1950, a imagem da balança como uma aliada da saúde já fazia parte de numerosas reportagens sobre moda, beleza, saúde e esportes de ambos os sexos.

Porém, persistiam muitas piadas, reveladoras de uma parte das resistências não apenas ao uso das balanças, mas também à interpretação e ao controle do peso pessoal. Por exemplo, segundo uma das anedotas correntes, certo dia, uma senhora "baixota e rotunda como uma abóbora", ao avistar uma balança dentro de uma farmácia, quis saber o peso: "subiu à plataforma e o ponteiro marcou 71 quilos! O marido com ar preocupado perguntou-lhe se aquilo não era muito peso. Ela respondeu: 'Não é o peso que é demasiado. De acordo com a tabela, eu é que devia ter mais dezesseis centímetros de altura!'"[29]

A balança também era frequentemente mostrada na publicidade impressa como um aliado dos produtos destinados a fortalecer as crianças. É provável que, entre os anos 1930 e 1940, o momento de subir na balança ainda fosse considerado menos natural do que é hoje. No anúncio a seguir, uma criança mantém uma postura claramente ereta e compenetrada, quase como se fosse cantar o Hino Nacional.[30]

---

28. *Careta*, Rio de Janeiro, ano XXXVII, n. 1.895, 21 out. 1944, p. 20.
29. Ibidem, ano XLVIII, n. 2.472, 12 nov. 1955, p. 28.
30. Imagem da *Careta*, Rio de Janeiro, ano XXX, n. 1521, 14 ago. 1937, p. 6 (ver à p. 81).

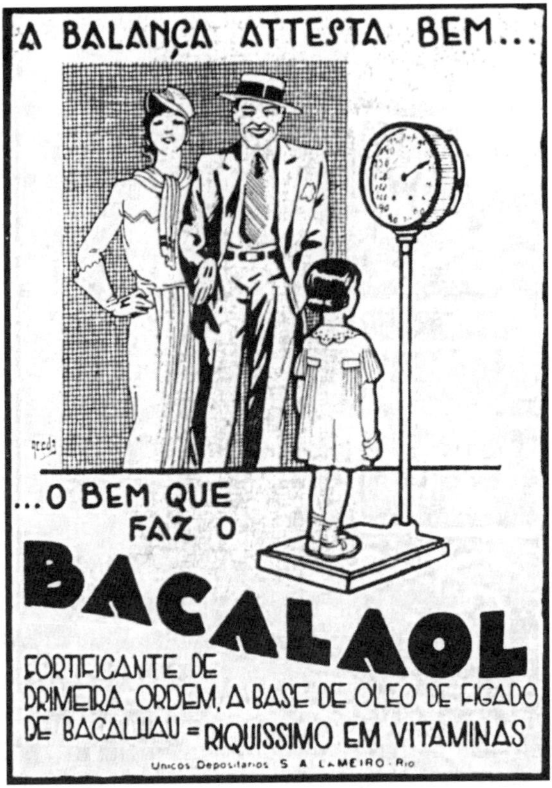

A BALANÇA ATTESTA BEM...
...O BEM QUE FAZ O
BACALAOL
FORTIFICANTE DE PRIMEIRA ORDEM, A BASE DE OLEO DE FIGADO DE BACALHAU = RIQUISSIMO EM VITAMINAS
Unicos Depositarios S. A. LAMEIRO - Rio

Diferente da postura dos pais, a criança mostra-se séria e contraída diante da balança. Essa tendência parece se repetir ao longo da história das representações da tecnologia. Junto às máquinas e aos aparelhos ainda pouco conhecidos, os seres humanos, antes de serem seus habituais usuários, tendem a manter uma postura tensa. Progressivamente, o uso de uma determinada tecnologia torna-se familiar, dando lugar à emergência de algum destemor e de uma certa descontração. Foi o que ocorreu com a balança. Hoje, seu uso envolve mais naturalidade do que naqueles anos dos anúncios mostrados até aqui.

Cabe destacar que as balanças variavam em tamanho e formato. Por exemplo, no final dos anos 1950, na estação das barcas de Niterói, havia uma balança automática; para saber o próprio peso, era preciso introduzir uma moeda. A seguir, o usuário recebia um pequeno cartão (que saía por outra abertura) no qual havia a informação do peso.[31] Na mesma época, ainda existiam competições informais entre moleques para saber quem era o mais pesado da turma, uma distração que, com o tempo, perdeu muito da antiga graça.

Entretanto, as empresas de seguro contribuíram para promover uma importante mudança na noção de peso: a ideia de "peso médio" foi substituída por aquela de "peso ideal".[32] Enquanto a antiga noção de peso médio localizava-se no meio de uma linha imaginária cujas pontas eram ocupadas pelos quilos extremos, a concepção de "peso ideal" libertou-se dessa linha para flutuar de acordo com as modas e as prescrições médicas. Assim, por exemplo, a antiga procura de um meio-termo em matéria de beleza feminina — de uma "mediania" considerada a norma da bondade em todas as coisas humanas — tornou-se insuficiente. Doravante, além da *mediania*, conforme se dizia, a moda e a ciência valorizariam pessoas com um *peso ideal*. E essa qualidade possuía menos relação com a média de pesos corporais existente em uma determinada sociedade do que com os parâmetros científicos e estéticos de cada época, incluindo os interesses das empresas de seguro, assim como aqueles do mercado, cada vez maior, da moda e da saúde.

31. H. de Campos, "A balança automática", in: *Careta*, Rio de Janeiro, ano LI, n. 2.657, 30 maio 1959, p. 18.

32. A. S. Beller, *Fat and Thin: A Natural History of Obesity*, Nova York, McGraw-Hill, 1977, p. 6.

A afirmação da nova complexidade promovida pela concepção do peso ideal contribuiu para modificar a imagem da balança. Ocorreu com ela algo semelhante ao que aconteceu com o espelho. Ambos ganharam uma certa distância em relação aos objetos considerados malditos porque ditariam condenações futuras. Passaram a ser representados como equipamentos indispensáveis para o melhor e o maior controle sobre si mesmo. Não por acaso, a propaganda passou a insistir no fato de que as balanças não funcionavam mal, e sim os corpos com problemas de peso.

O peso ideal costumava ser considerado distinto para homens e mulheres. Segundo Dargent, entre 1943 e 1980, o ideal norte-americano de peso para as mulheres baixou, enquanto o peso ideal dos homens pouco variou.[33] Com o novo hábito de pesar os corpos quase diariamente, os antigos estereótipos referentes a uma suposta inferioridade intrínseca às mulheres pareciam ter uma nova oportunidade para atualizarem seus discursos: elas tendiam a ser vistas como seres mais propensos a engordar do que os homens, principalmente depois da maternidade. Essa suposição é antiga, mas foi a partir dos anos 1920 que ela passou a ser divulgada com maior frequência pela imprensa, estrangeira e nacional. A partir dela, aumentou ainda mais a preferência em mostrar mulheres como personagens favoritas dos anúncios sobre a necessidade de emagrecer, incluindo o uso da balança, como se vê na imagem a seguir.[34]

33. J. Dargent, *Le Corps obèse: obésité, science et culture*, Paris, Champ Vallon, 2005, p. 108.

34. Imagem da *Querida*, Rio de Janeiro, ano VI, n. 149, ago. 1960, 1ª quinzena, p. 71 (ver à p. 84).

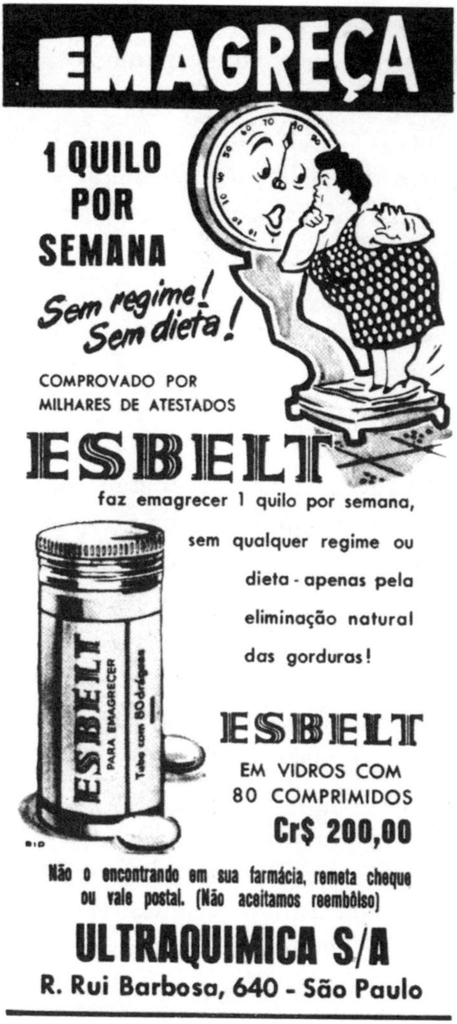
EMAGREÇA
1 QUILO POR SEMANA
Sem regime! Sem dieta!
COMPROVADO POR MILHARES DE ATESTADOS
ESBELT
faz emagrecer 1 quilo por semana, sem qualquer regime ou dieta - apenas pela eliminação natural das gorduras!
ESBELT
ESBELT
EM VIDROS COM 80 COMPRIMIDOS
Cr$ 200,00
Não o encontrando em sua farmácia, remeta cheque ou vale postal. (Não aceitamos reembôlso)
ULTRAQUIMICA S/A
R. Rui Barbosa, 640 - São Paulo

Após a década de 1950, a imprensa divulgou uma quantidade crescente de artigos e anúncios mostrando o quanto os gordos de ambos os sexos podiam se tornar obesos. A balança passou a representar um meio confiável de avisar que era necessário "fechar a boca", acatar os regimes e ginásticas.

A mensagem já era clara e aterrorizadora: a obesidade representava um "lento suicídio", a ruína dos povos.[35]

Cultivar uma pança

A vida senhoril exigia ventres amplos e arredondados. Fazia sucesso uma barriga masculina majestosa, resultante de um nascimento saudável ou de anos de fartura à mesa. No começo do século passado, havia quem desejasse ter uma proeminente barriga, como se ela fosse "um armário portátil, um guarda-comidas ambulante", o que significava possuir gravidade e poder: "Vendo uma pança com capacidade para um festim pantagruélico, imaginamos logo que o seu proprietário é, no mínimo, director de Banco."[36]

A associação entre barrigudos e vida curta já aparecia nos jornais das primeiras décadas do século passado.[37] Mas o uso de cintas e a recomendação para que a gula fosse moderada costumavam ser mais frequentes do que a incitação a realizar exercícios abdominais. E, o que é mais curioso para os leitores atuais, alguns anúncios para a saúde ainda expunham claramente um ventre considerado majestoso, como demonstra a imagem a seguir.[38]

---

35. Ver, por exemplo, G. Wendt, "A doença do bem-estar", in: *Correio da Unesco*, Paris, ano 9, out. 1956, p. 21. Disponível em: <http://unesdoc.unesco.org/images/0006/000688/068829eo.pdf#68845>. Acesso em: 12 maio 2016.

36. Bohemio, in: *Fon-Fon*, Rio de Janeiro, ano 1, n. 4, 4 maio 1907, p. 15.

37. Por exemplo, *O Paiz*, Rio de Janeiro, ano XLIII, 1 abr. 1927, n. 15.503, p. 1.

38. Imagem de anúncio do Pipératol no almanaque *Eu Sei Tudo*, Rio de Janeiro, ano 4, n. 4, set. 1920, p. 121 (ver à p. 86).

PIPÉRATOL

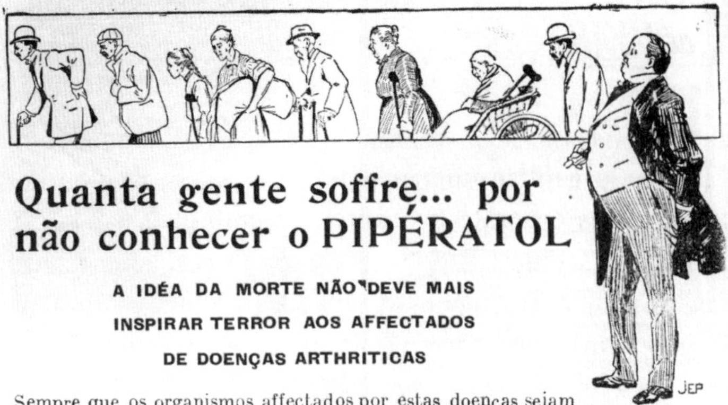

Quanta gente soffre... por não conhecer o PIPÉRATOL

A IDÉA DA MORTE NÃO DEVE MAIS INSPIRAR TERROR AOS AFFECTADOS DE DOENÇAS ARTHRITICAS

Sempre que os organismos affectados por estas doenças sejam susceptiveis de restabelecimento, otêm a CURA RADICAL E COMPLETA usando o mais poderoso eliminador do acido urico, o

PIPÉRATOL (Solução assucarada)

Remedio de sabor doce e diuretico suave.

Cura das doenças dos Rins, Bexiga, Urethra e Figado

NENHUMA TOXIDEZ; NENHUMA CONTRA-INDICAÇÃO

A cura do Arthritismo
A cura da Arterio-Esclerose
A cura dos Rheumatismos
A cura da Gotta, Eczema e Herpes
A cura de Colicas Hepatica e Nephritica
A cura de Cystites e Catarrhos da Bexiga

O PIPÉRATOL Elimina rapidamente o acido urico, **uratos e oxalatos.** Limpa **os rins, o figado e as articulações. Amacia as arterias e evita a obesidade.** Sendo um medicamento em forma liquida, unica racional, não contém o bicarbonato de sodio nem os acidos citrico e tartarico, com que são feitos todos os granulados que se destinam á cura do arthritismo, nos quaes a dosagem é sempre duvidosa.

VENDA EM TODAS AS PHARMACIAS E DROGARIAS

DEPOSITO :

Granado & C.

Por anos, políticos com uma "bela pança" foram dignos de admiração. Em 1928, por exemplo, havia quem escrevesse sobre o garbo de Epitácio Pessoa, admirado em seu gesto de ajeitar o topete e empinar "a pança".[39] Também existiam diferenças entre classes sociais expressas pelo fato de ter pança ou não: o "coração" que bate sob a blusa do operário está muitas vezes velando pelo que "pulsa sob a pança do burguês".[40]

Casar e ganhar uma pança era uma prova dos dotes culinários da esposa e do contentamento com a vida. Durante décadas, enriquecer rimou com engordar e sobretudo cultivar a expansão do ventre. A exigência de cinturas finas recaía sobre as mulheres, mas, mesmo assim, moça que começava a perder a cintura e a crescer a barriga despertava, antes de tudo, a suspeita de estar grávida.

Vários gordos "com uma bela pança" serviam para atestar a qualidade de restaurantes como o carioca La Toscana. Um deles mostrou a seguinte conversa entre dois clientes, ambos gordos:

> — Que pança meu amigo!
> — E a tua então?...
> — Onde jantaste?
> — Na *La Toscana*.
> — E eu também!
> — Isso prova que é o restaurant escolhido por todos os que apreciam os bons quitutes![41]

Mancebos com alguma barriga pareciam bem-nascidos, afortunados. Homens adultos barrigudos mostravam ter a vida ganha.

---

39. A. Pavão, *A Manhã*, 23 maio 1928, p. 2.
40. *Careta*, Rio de Janeiro, ano XXXII, n. 1.631, 23 set. 1939, p. 10.
41. *Fon-Fon*, Rio de Janeiro, ano X, n. 41, 7 out. 1916, p. 35.

O prestígio da barriga masculina demorou certo tempo para ser esquecido. No texto intitulado "A propósito de ventres prósperos"[42], Gilberto Freyre abordou a mania dos regimes quando ainda fazia sucesso "a pança de major","o ventre de cônego", "a barriga de banqueiro". Segundo Freyre, "o simples fato de existirem tais denominações ou caracterizações de ventre gordo" indicava o quanto a manifestação da corpulência revelava a situação social do indivíduo, sua hierarquia e "sua vitória económica". Alguns homens poderosos, "sem ter a dita pança que correspondia ao 'pôsto nobre'", representavam uma decepção. Por isso, Freyre concluiu: com os regimes aconselhados pelos médicos, "desaparecida a barriga, pode desaparecer do gordo a consciência da própria importância".

Pelo fato de não estarem associados por completo às doenças graves, os barrigudos eram facilmente alvos de piadas como esta:

> Um senhor muito gordo, com uma pança enorme, diz a Lili. — Vem cá, meu bem; senta nos meus joelhos... E Lili, olhando para a formidável pança, responde. — Não posso, seus joelhos já estão ocupados.[43]

Não há, da parte do dito "senhor muito gordo", a demonstração de alguma vergonha em sê-lo, embora a piada pudesse constranger os leitores barrigudos. Esse constrangimento não tardará a ganhar maior espaço na imprensa, quando milhares de barrigudos serão considerados indignos de receberem o amor de uma mulher. Assim, por exemplo, em Nelson Rodrigues, a vergonha de ser gordo e barrigudo adquire perfis sarcásticos. Em um dos episódios de *A vida*

---

42. *O Cruzeiro*, Rio de Janeiro, ano XXIII, n. 41, 28 jul. 1951, p. 10.

43. *Fon-Fon*, Rio de Janeiro, ano V, n. 51, 23 dez. 1911, p. 87.

como ela é, um "marido obeso" insiste em dizer que é "barrigudo demais para ser amado", afinal, "certas barrigas de marido convidam ao adultério".[44] Era o caso de perguntar: adultério dela, porque o corpo do marido já não corresponde ao seu ideal de homem amado? Ou adultério dele, porque haveria ainda mulheres que apreciam a pança e o que ela já representou? Seja como for, é certo que naquele momento, entre marido e mulher, havia a intromissão de uma pança.

A pança masculina resistiu bravamente aos apelos dos regimes, mas foi seu primeiro e principal alvo. Nem o rei Momo escapou da necessidade de emagrecer. Em 1954, um deles foi considerado "obeso", pois "engordou demais, perdeu a agilidade". Foi chamado a fazer "urgentemente" um "regime e ir para uma estação de águas, junto com os que fogem do seu reinado".[45]

Evidenciar a barriga tornou-se um gesto cada vez mais vinculado ao dever do emagrecimento. O barrigudo virou antes de tudo um feio. Mais do que um guloso e longe de todo o charme, ele passou a evocar uma deselegância cada vez menos aceitável. Para as mulheres, a situação ganhou em complicações. A antiga exigência da cintura fina tendeu a ser ampliada para todo o ventre. A ideia em moda era afinar e tonificar toda a parte mediana do corpo. Mesmo em publicações religiosas, dar firmeza à barriga por meio da ginástica representava uma maneira de mostrar cuidado consigo mesmo, como exemplifica a imagem a seguir.[46]

44. N. Rodrigues, *A vida como ela é* ("O jantar"), in: *Última Hora*, Rio de Janeiro, ano VIII, n. 2.337, 12 fev. 1958, p. 8.

45. J. Martins, in: *O Cruzeiro*, Rio de Janeiro, ano XXVI, n. 23, 20 mar. 1954, p. 27.

46. Imagem do *Jornal de Umbanda*, Rio de Janeiro, ano VII, n. 58, set. 1955, p. 4 (ver à p. 90).

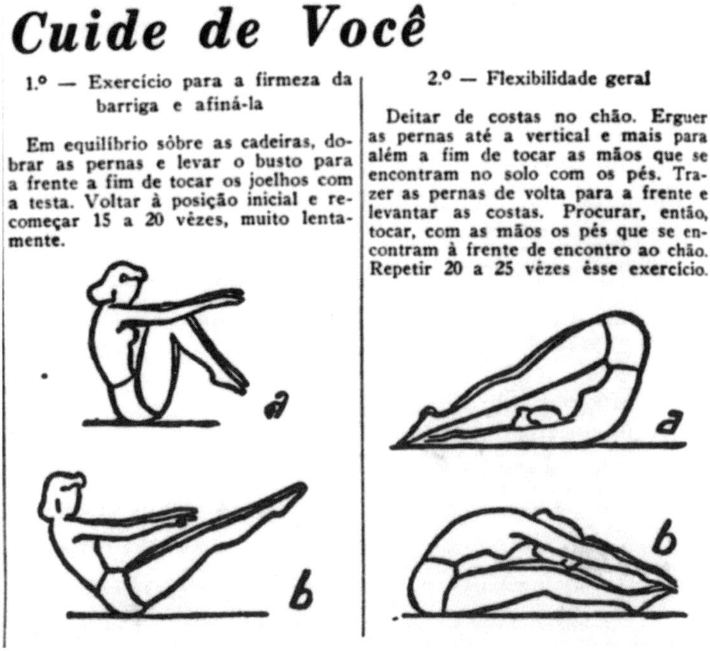

Cuide de Você

1.º — Exercício para a firmeza da barriga e afiná-la

Em equilíbrio sôbre as cadeiras, dobrar as pernas e levar o busto para a frente a fim de tocar os joelhos com a testa. Voltar à posição inicial e recomeçar 15 a 20 vêzes, muito lentamente.

a

b

2.º — Flexibilidade geral

Deitar de costas no chão. Erguer as pernas até a vertical e mais para além a fim de tocar as mãos que se encontram no solo com os pés. Trazer as pernas de volta para a frente e levantar as costas. Procurar, então, tocar, com as mãos os pés que se encontram à frente de encontro ao chão. Repetir 20 a 25 vêzes êsse exercício.

a

b

Na imprensa dos anos 1970, as barriguinhas femininas e a grande pança masculina já estavam condenadas ao desdém. O olhar sobre elas tendia a percebê-las como estorvos com traços patológicos. Um dos anúncios de cintas daquela época tinha como título a frase: "O que pesa no gordo é a barriga."[47] Era ela, a barriga, que denunciava a gordura a ser reduzida, o peso corporal a ser combatido. Ao sabor da progressiva massificação do lazer em praias e piscinas, as exigências sobre a silhueta de ambos os sexos atravessaram as roupas e alcançaram o corpo, em particular o ventre. A tarefa de modelá-lo incluiu transformá-lo em espartilho natural, graças aos regimes, à ginástica e às cirurgias. Barriga

47. *Realidade*, São Paulo, ano X, n. 115, out. 1975, p. 57.

grande precisava ser reduzida e nem mesmo o Chacrinha, conhecido como "o velho Guerreiro", escapou: fotografias do apresentador de programas de auditório foram publicadas na revista *O Cruzeiro* ao lado de um texto sobre a necessidade de perder peso. Uma das fotos mostrava-o sobre uma balança portátil. Ele pretendia ser operado para "diminuir a barriga". De seus 88 quilos, Chacrinha tinha a meta de perder treze.[48] Entretanto, sete anos mais tarde, Chacrinha foi mencionado, ao lado de Jô Soares, como sendo ambos gordos e felizes.

Carlos Imperial, Wilza Carla e Angelo Máximo também foram figuras públicas citadas como exemplos de rebeldia às dietas para reduzir o número de calorias ingeridas.[49] Mesmo assim, a tendência de combater a grande pança recebia uma atenção crescente da mídia. Para as mulheres, que após a gravidez guardavam por baixo das roupas um ventre flácido, começava a ser recomendável uma "plástica da barriga", conforme se dizia. Por exemplo, em 1980, a revista *Nova* trouxe um artigo intitulado "Eu fiz plástica de barriga", no qual a abdominoplastia de uma mulher com 28 anos era o centro da narrativa. Estava em jogo "o prazer de se sentir bonita, atraente e elogiada, de estar em paz com o próprio corpo", mesmo depois de casada.[50] A barriga flácida parecia um entrave aos prazeres sexuais, antes e durante o casamento.

Também para os homens, a barriga antes majestosa, depois de resistir bravamente às exigências médicas, não suportou o peso do novo olhar que ambos os sexos começaram a ter sobre sua proeminente existência. Um olhar que não se satisfaz mais com os artifícios das roupas nem com os disfarces

48. G. do Vale, "Chacrinha: sua pança e sua intimidade", in: *O Cruzeiro*, Rio de Janeiro, ano XLV, n. 40, 3 out. 1973, p. 3-9.

49. Ver *Manchete*, 20 dez. 1980, p. 118 e 121.

50. Depoimento para L. Assef, in: *Nova*, abr. 1980, p. 30-31.

das cintas. Os disfarces perduraram ao longo dos anos, mas com eles emergiu um arsenal de medicamentos, chás e regimes, conjugados ao exercício físico e, a seguir, à lipoaspiração. Esta começou a ser noticiada nos Congressos Brasileiros de Cirurgia Plástica a partir de 1983, como uma novidade promissora, uma cirurgia que não deixava cicatriz.[51]

É quando a grande pança virou quase um palavrão, uma indecência, o mais claro indicador de que "seu proprietário" falhou em "investir" no que deveria ser o mais importante: a saúde e a estética de seu corpo. Dito de outro modo, não era mais desejável ter uma pança de banqueiro, justamente agora, quando homens e mulheres eram chamados a transformar seus corpos em um rentável investimento.

"Tirone Pau" e os hormônios

Nascido em 1914, Tyrone Power foi um ator americano de cinema e teatro que ficou célebre por sua beleza. No Rio de Janeiro, havia um carioca que se dizia sósia do astro e era conhecido pela alcunha de Tirone Pau. Mas era obeso. Assim dizia um artigo no jornal *Diário da Noite*. O pretenso sósia não exibia o encanto masculino necessário para ser considerado ao menos ligeiramente parecido com Power. Mas Tirone Pau insistia. Apesar de "obeso e papudo", ele dizia ser parecido com o adorado ator. Tirone Pau esperava ser contratado por algum estúdio cinematográfico, daí a insistência em se parecer com um dos maiores ícones da beleza masculina valorizada nas telas.[52]

---

51. *Última Hora*, Rio de Janeiro, ano XXXIV, n. 11.442, 17 nov. 1984, p. 3.
52. *Diário da Noite*, Rio de Janeiro, ano X, n. 3.510, 3 dez. 1938, edição das 11h, p. 4.

Enquanto Tirone Pau ansiava em se tornar famoso, os filmes hollywoodianos já eram uma referência importante em matéria de moda e comportamento. As revistas brasileiras publicavam inúmeras receitas que combinavam dieta a alguma ginástica, mostrando as estrelas de Hollywood como grandes conhecedoras de todos os segredos de beleza. Ainda se dizia que era preciso haver "carne suficiente" para que a elegância feminina se diferenciasse "dos rapazes afeminados". Mas nada de ser gorda, melhor seria aceitar os esforços para emagrecer e fortalecer, conforme ilustra a imagem abaixo, publicada na *Revista da Semana*.[53]

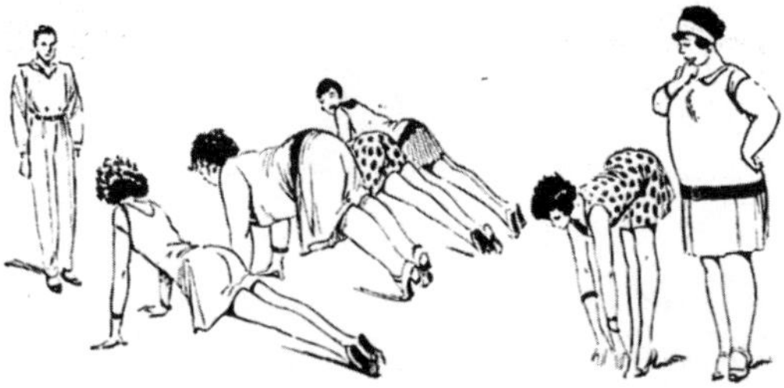

Na medida em que a atenção ao volume corporal aumentou, as semelhanças entre os astros e seus imitadores tenderam a ser flagrantemente questionadas. O quanto cada artista se esmerava em manter a linha era noticiado na imprensa nacional e internacional. Nela, o glamour era solidário das silhuetas longilíneas e magras, sobretudo quando se queria mostrar elegância e requinte.[54]

53. Imagem que acompanha o texto de B. Delgano, "Para ser bella...", in: *Revista da Semana*, Rio de Janeiro, ano XXXI, n. 22, 17 maio 1930, p. 13.

54. Imagem da *Revista da Semana*, Rio de Janeiro, ano XXXII, n. 5, 17 jan. 1931, p. 23 (ver à p. 94).

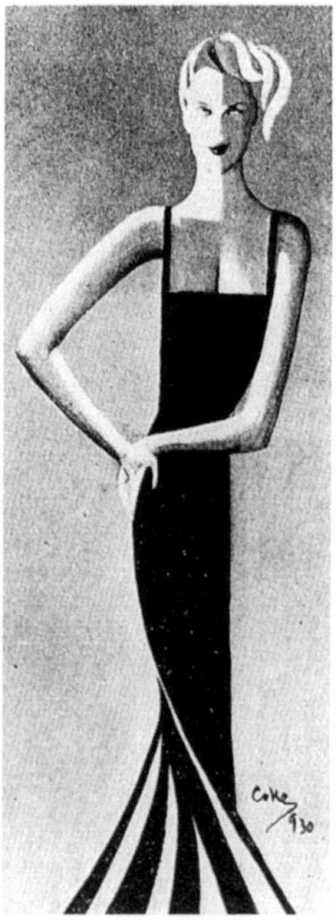

Os mais cheios de corpo se viram pressionados com a exigência de combater os "quilos a mais". Parecia que agora, mais do que no passado, a imagem da gordura combinava com a amargura, o atraso e a velhice. Havia quem insistisse na ideia de que "longe estamos, felizmente, dos tempos em que a mulher gorda encantava todos os homens". A ginástica feita em casa era exibida com frequência em fotografias dentro das revistas destinadas ao público feminino.[55]

Contudo, ainda existiam alusões às mulheres gordas como sendo alegres e famosas, que comiam de tudo e não recorriam aos regimes de emagrecimento. Uma delas foi ilustrada pela revista *O Cruzeiro* como sendo a "artista mais

55. S. Accioly, "Graça, saúde e beleza", in: *O Cruzeiro*, Rio de Janeiro, ano IV, n. 17, 27 fev. 1932, p. 36.

gorda do mundo cinematográfico". Chamava-se Kate Smith e era uma cantora popular nos Estados Unidos.[56]

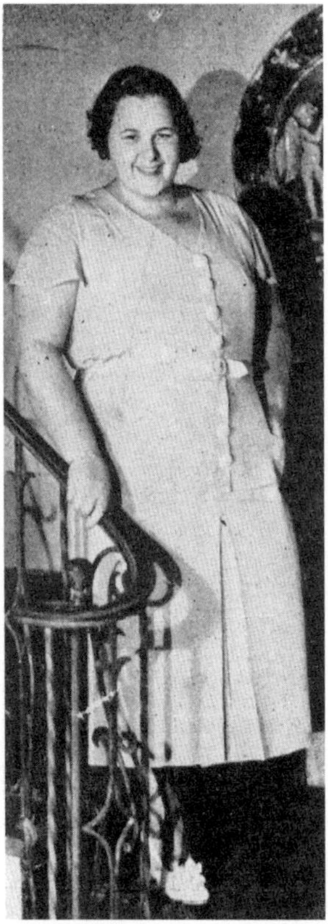

Mesmo assim, vários regimes de desintoxicação começaram a aparecer nas revistas, endereçados principalmente às mulheres. O antigo imaginário que atribuía ao organismo feminino uma facilidade natural para se intoxicar renovava-se ao sabor de um dinamismo de natureza higiênica esperado

56. Imagem da coluna "Cinelândia", in: *O Cruzeiro*, Rio de Janeiro, ano V, n. 15, 4 mar. 1933, p. 31.

das mulheres. Elas eram incitadas a manter o interior de seus corpos "limpos", desembaraçados de qualquer "fermentação". Os sais e os tônicos anunciados pela propaganda serviam para eliminar gorduras e ajudar nas más digestões.

Para os homens, também se insistia na necessidade de enxotar para longe do próprio corpo "as banhas". Mas era preciso, sobretudo, transformar a fraqueza em muque, especialmente nos braços. Gordura em corpo masculino sugeria impotência e uma boa dose de velhice. Foi durante os anos 1920 e 1930 que se constituiu o "paradigma hormonal", época na qual os hormônios sexuais foram isolados e sintetizados. Nos Estados Unidos, primeiro foram identificados os hormônios ovarianos e, a seguir, os hormônios testiculares. Entre estes últimos, a testosterona foi sintetizada em 1935.[57]

Com esse trabalho científico, uma nova configuração dos sexos e dos gêneros começou a ganhar espaço nas sociedades ocidentais. A descoberta era de peso: existiam hormônios masculinos nos corpos femininos e vice-versa. Haveria portanto uma proximidade orgânica entre ambos, causadora de novos esforços para diferenciar o masculino do feminino na vida privada e na esfera pública.

A testosterona passou a ser vista como um veículo de masculinidade e, ao mesmo tempo, uma potência biológica responsável pela virilidade. Mas o corpo feminino também foi descoberto como sendo produtor de testosterona, um hormônio cuja imagem ainda parecia misturada à antiga definição do esperma, carregado de potência viril. De onde se explica a tentação observada naquela época — e que ainda

57. A. Carol, "La Virilité face à la médecine", in: G. Vigarello et al., *Histoire de la virilité*, v. 3, coord. por Jean-Jacques Courtine, Paris, Seuil, 2011, p. 34-35.

hoje persiste — de associar os "verdadeiros homens" às altas taxas de testosterona em contraposição às mulheres.

Em contrapartida, os níveis de testosterona tornaram-se uma maneira de supor a existência de tendências homossexuais e, ainda, seu déficit integrou as explicações para o acúmulo de gordura no corpo. Desde então, um argumento de natureza hormonal veio fortalecer a antiga hipótese de que haveria uma vocação mais feminina do que masculina para engordar e, sobretudo, para adquirir celulite. O que deu margem para suposições deste tipo: o organismo feminino seria de fato pouco sólido e carente de consistência; gordura e mulher seriam naturalmente macias e moles, misteriosas e turvas. Antigos estereótipos eram reafirmados em relação ao suposto "sexo frágil". Viscosa e cada vez menos útil, a gordura transformou-se definitivamente em "coisa" de fêmea e não de macho.

Os hormônios eram popularmente chamados de "glândulas", e um suposto desregulamento das mesmas levaria muitos homens e mulheres à obesidade. As alterações das "glândulas de secreção interna" poderiam modificar as taxas de virilidade nos corpos e provocar sofrimentos relatados longamente em jornais e revistas. Os medicamentos anunciados para equilibrar tais "secreções" não tardaram a surgir: por exemplo, o Ovoriuteran, que continha "o hormônio ativo do ovário", servia para animar as mulheres e livrá-las dos incomodos tidos como característicos de seu aparelho reprodutor[58]; ou então o Glantona, destinado a restabelecer as "funções das glândulas, imprimindo-lhes nova energia propulsora".[59] Envelhecimento, desânimo e obesidade

58. *Revista da Semana*, Rio de Janeiro, ano XXXIV, n. 19, 22 abr. 1933, p. 39.

59. *Diario da Noite*, Rio de Janeiro, ano XII, n. 3.875, 13 fev. 1940, p. 7.

tornaram-se estreitamente associados à suspeita de um déficit hormonal que os novos remédios prometiam curar.

À luz do novo paradigma hormonal, o carioca Tirone Pau não conseguiria de fato ser o sósia do astro Tyrone Power. Ao contrário do astro americano, Tirone Pau poderia ser enquadrado entre os homens que possuíam um desequilíbrio endócrino, suscetível de ser tratado com medicamentos. Começava portanto uma nova história relacionada às terapias de reposição hormonal que influenciou diretamente as noções de obesidade e magreza. Mais tarde, os perigos e benefícios dessa terapia serão intensamente questionados, transformados em centro de polêmicas, dentro e fora dos círculos médicos.

3. Do sonho da fartura à realidade das dietas

As novas "bossas" em comida

Desde meados do século passado, as imagens da comida ganharam em cores e em tamanho nas principais revistas brasileiras. Os regimes para emagrecer eram divulgados na mesma imprensa que estimulava a comer doces e salgados de marcas nacionais e internacionais. Várias vezes, a antiga ideia de que gordura é formosura, no corpo e à mesa, manteve-se forte e, curiosamente, coexistiu com as novas incitações para fazer regimes, reduzir o colesterol e adquirir a "linha".

Essa espécie de hibridismo entre estímulos opostos tem uma história que emerge de maneira espetacular na publicidade dos anos 1950. Sob a influência do *american way of life*, o deslumbre com os alimentos industrializados combinava com a imagem de uma dona de casa que começava a abandonar o avental, a aparecer maquiada e impecavelmente bem vestida, tornando-se uma personagem comum nos anúncios de geladeiras, fogões, máquinas de lavar, liquidificadores e aspiradores de pó. Tratava-se da imagem de uma esposa prestimosa e prendada, mas também muito sensível às necessidades de "manter a linha" após o casamento. A antiga ideia da esposa que depois de ter filhos podia conservar quilos a mais e vaidades a menos não combinava com a nova mulher ilustrada nas revistas da moda.[1] Quando se tratava de mostrá-la na cozinha, a fartura alimentar era expressa por meio de pratos abarrotados de comida e geladeiras igualmente cheias, dentro das quais era possível vislumbrar os alimentos valorizados pela classe média urbana brasileira dos chamados "anos dourados".[2]

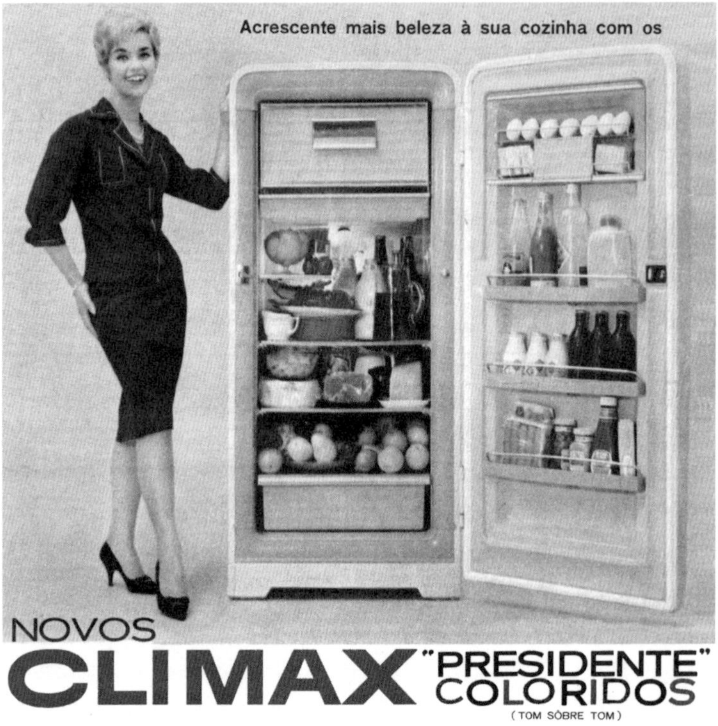
Acrescente mais beleza à sua cozinha com os
NOVOS
CLIMAX
"PRESIDENTE"
COLORIDOS
(TOM SÔBRE TOM)

1. Sobre a rainha do lar e outras referências femininas durante os "anos dourados", ver C. B. Pinsly, *Mulheres dos anos dourados*, São Paulo, Contexto, 2014.
2. Imagem de um anúncio dos refrigeradores Climax, in: *O Cruzeiro*, Rio de Janeiro, ano XXXIII, n. 23, 18 mar. 1961, p. 83.

As geladeiras repletas de alimentos sugeriam refeições com carnes vermelhas, maionese, embutidos, frutas, ovos e laticínios. A comida abundante e colorida parecia ter sido eleita uma vedete, fosse ela gordurosa ou não.[3]

O creme de leite Nestlé, o molho de tomate enlatado para a macarronada aos domingos, a gordura de coco para a batata frita, o óleo fino Adona, o caldo de galinha Knorr para as refeições noturnas, a presuntada Swift, as salsichas Armour, o condimento cremoso Savora para o hot dog, as bolachas Champagne para os pavês, os biscoitos Duchen, a gelatina Royal eram alguns dos produtos anunciados. Não havia muitos pudores em exibir refeições que, hoje, seriam consideradas excessivamente gordurosas.[4]

Nos anos 1960, a mesma tendência persistiu: as comidas da moda consideradas "chiques" resplandeciam em anúncios que pareciam vincular o sonho da ascensão social a coquetéis de camarão com maionese, entre outras "bossas".[5] Muitas delas não eram acessíveis à maior parte da população do Brasil, um país atravessado por costumes culinários muito diversos e assolado pela má nutrição e a fome. O hábito de usar a rapadura nas refeições para adoçar o café ou para misturar com fubá de milho torrado integrava as refeições de muitas famílias que não tinham o costume de comprar açúcar branco nem dinheiro para integrar na alimentação diária o consumo de manteiga e carne bovina. Também era comum encontrar brasileiros que não tinham o hábito de comer verduras e frutas. As diferenças culturais e econômicas podiam

---

3. Imagem de um anúncio em *Querida*, Rio de Janeiro, n. 194, jun. 1962, 2ª quinzena, p. 66 (ver à p. 102).

4. Imagem de um anúncio em *O Cruzeiro*, Rio de Janeiro, ano XXXIV, n. 1, 14 out. 1961, p. 91 (ver à p. 103).

5. *O Cruzeiro*, Rio de Janeiro, ano XXXIV, n. 26, 7 abr. 1962, p. 45.

Tórtas e empadas feitas com Mistura Preparada Santista deixam os maridos satisfeitos. E não dão trabalho: basta adicionar ½ xícara d'água e a massa está pronta. O recheio é aquêle que êle adora... Depois o fôrno... Que delícia!

e como são econômicas! experimente hoje mesmo!

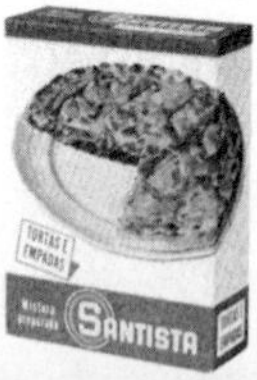

MISTURAS PREPARADAS SANTISTA

bolos, chocolate, limão, laranja, baunilha, caramel, e aniversário, pizzas, pasteis, tortas-empadas e pão de minuto.

EXIJA DE SEU FORNECEDOR

—— pureza garantida pela embalagem inviolável

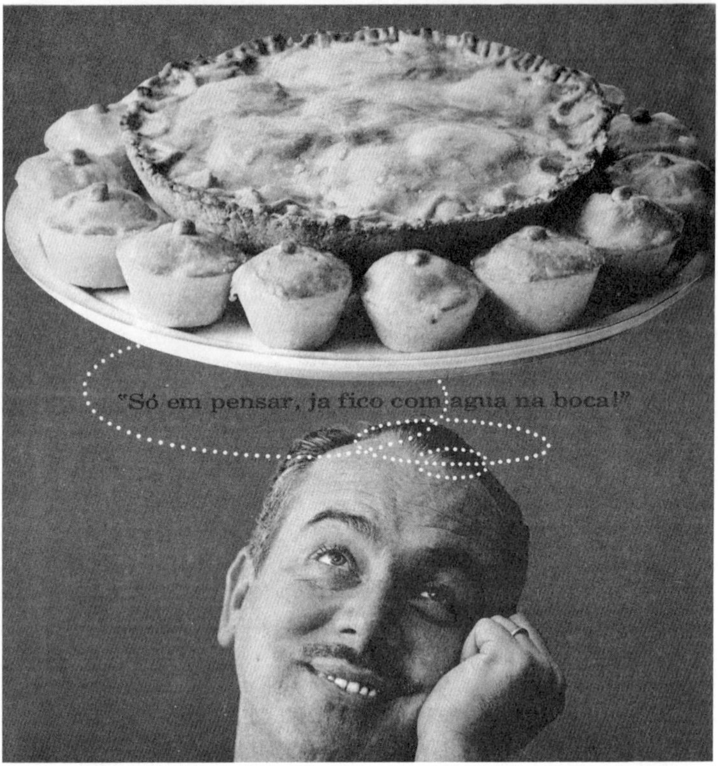

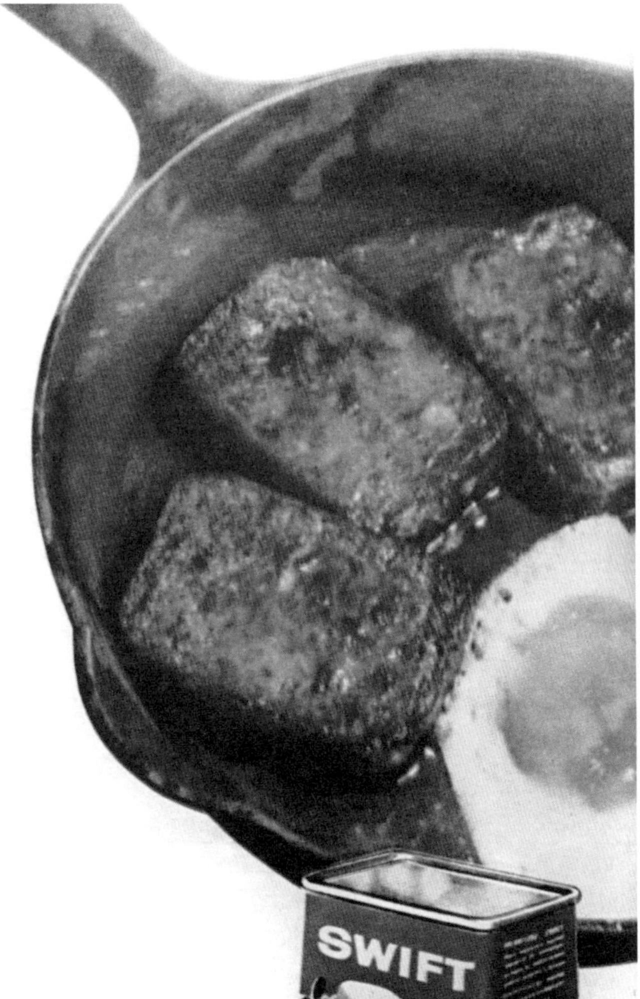

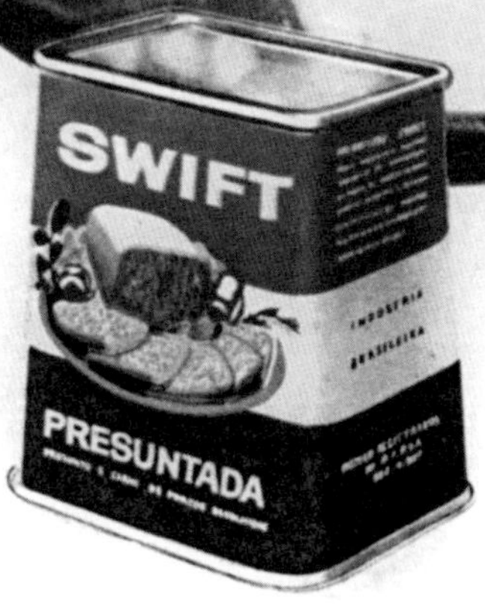

A deliciosa
resposta que resolve
melhor o problema,
é sempre:

PRESUNTADA SWIFT!

ser claramente lidas à mesa, enquanto as novas modas em matéria de comida publicadas nas revistas *O Cruzeiro* e *Querida*, por exemplo, lembravam refeições "de gente grã-fina". Nas festas de aniversário das crianças das classes médias urbanas, reinavam os canudinhos bem cheios de doce de leite, bolos coloridos, decorados em casa com bastante creme de açúcar branco, brigadeiros, docinhos de abacaxi e vários salgadinhos. Para os pais daquelas crianças, o "coquetel", guarnecido com minissanduíches, havia substituído os ovos nevados, os pudins e outros doces antes servidos em festas e encontros sociais. Parecia que o costume de dizer que uma boa dona de casa devia ser uma excelente doceira começava a ser esquecido e isso tinha relação com o crescimento das cidades, nas quais era cada vez mais usual aderir às delícias industrializadas e, ao mesmo tempo, tentar "manter a linha".

Em 1959, Raquel de Queiroz escreveu sobre os "doces dietéticos", sem açúcar, quando os brasileiros ainda mal tinham ouvido falar nessa possibilidade gustativa.[6] Nessa época, o açúcar ainda triunfava na publicidade alimentar. Contos e fotonovelas da época mostravam que um piquenique que se prezava devia contar com tortas salgadas e sanduíches, mas também com bolos e balas. Nessas diversões dominicais, não se esperava incluir exercícios físicos, cuidados com a ecologia, caminhadas por trilhas, entre outras atividades mais tarde comuns. Já havia a incitação para que todos aproveitassem o tempo livre com lazeres úteis e saudáveis, assim como reportagens que insistiam sobre os malefícios de uma vida sedentária.[7] Mas foi preciso esperar

6. R. de Queiroz, "Emagrecer", in: *O Cruzeiro*, Rio de Janeiro, ano XXXI, n. 19, 21 fev. 1959, p. 130.

7. *Jornal do Brasil*, Rio de Janeiro, ano LXXI, n. 9, 12 jan. 1962, Cad. B, p. 5.

alguns anos para que as atividades físicas como o jogging, a musculação e os esportes ao ar livre fossem consideradas típicas dos usos do tempo livre para ambos os sexos.

Lancheiras, lanches e drive-in

À primeira vista, a lancheira é a avó da mochila, e o drive-in, uma moda americana anterior aos motéis. Apesar das imensas diferenças entre eles, ambos possuem uma história intimamente relacionada à alimentação e à passagem da infância à idade adulta. No caso do drive-in, a história é tão alimentar quanto sexual. A origem desse sistema que permite assistir a filmes dentro de um automóvel, em cinemas ao ar livre, tem raízes na obesidade. Isso porque o drive-in surgiu nos Estados Unidos, na década de 1930, e seu inventor, Richard M. Hollingshead Jr., tinha uma mãe obesa que não cabia nas poltronas das salas de cinema. Daí a ideia de ver filmes confortavelmente instalada dentro de um automóvel.[8] Vinte anos mais tarde, o drive-in já era uma moda entre os americanos divulgada nos filmes de Hollywood.

Quando a capital do Brasil estava prestes a ser transferida para Brasília, o drive-in integrou uma lista de "sugestões para o Rio", feitas por João Alberto Leite Barbosa:

> Uma porção de coisas fazem os americanos sem sair do seu carro. Exemplos: depositar e retirar dinheiro dos bancos, fazer uma refeição, assistir a um bom

8. R. T. Reid, "The History of the Drive-In Movie Theater", in: *Smithsonian.com*, 27 maio 2008. Disponível em: <http://www.smithsonianmag.com/arts-culture/the-history-of-the-drive-in-movie-theater-51331221/?no-ist=>. Acesso em: 10 jan. 2016.

> filme. Aqui, colocar uma simples carta no Correio é um problema. Um americano estica o braço esquerdo, tranquilamente sentado em seu carro, e põe sua carta na caixa do Correio. No Rio, ir a um cinema é um pequeno drama. Primeiro, o lugar para estacionar o carro — drama número um —, depois a fila do ingresso — número dois —, finalmente o drama número três: o lugar da sala de projeção. Os três problemas teriam no sistema do drive-in a solução.[9]

Em 1966, os cariocas podiam frequentar um drive-in na Lagoa.[10] Porém, o drive-in mais célebre, considerado o maior do Brasil, ficava em Brasília. A moda desse cinema ao ar livre não foi tão forte aqui como nos Estados Unidos. Entretanto, as lanchonetes que ofereciam hot dog, hambúrguer e sundae não tardaram a conquistar milhares de brasileiros. A pioneira foi o Bob's. O tenista norte-americano Robert Falkenburg, conhecido como Bob, introduziu o conceito de lanchonete fast-food no Rio de Janeiro. Em 1952, ele era o proprietário de uma loja de sorvetes em Copacabana que, a seguir, passou a vender hot dog e hambúrguer.[11] Em 1963, um hambúrguer no Bob's custava cerca de oitenta cruzeiros, o que corresponde ao valor aproximado de onze reais em 2016. Tratava-se, ainda, de uma novidade. Durante alguns anos, foi preciso explicar o que era um hambúrguer: "Essa coisa é um sanduíche feito de pão redondo, um bolo de carne picada, cebola e maionese."[12]

9. *O Cruzeiro*, Rio de Janeiro, ano XXXII, n. 37, 25 jun. 1960, p. 91.
10. Ibidem, ano XXXIX, n. 4, 23 out. 1966, p. 34.
11. "O Bob's: história", in: *Bob's*. Disponível em: <http://www.bobs.com.br/o-bobs>. Acesso em: 9 dez. 2015.
12. *O Cruzeiro*, Rio de Janeiro, ano XXI, n. 19, 26 fev. 1949, p. 8.

O fast-food virou moda no Brasil com a inauguração das lanchonetes. Na esteira dos *snack bars* americanos, nos quais se pode comer em horários variados e por preços módicos, as lanchonetes brasileiras casavam-se muito bem com a valorização de um estilo de vida jovial e uma progressiva *flexibilização* dos hábitos alimentares. Comer na rua era um costume antigo, mas almoçar em lanchonetes era uma novidade. No final dos anos 1970, a rede McDonald's começou a ser estabelecida no país, com preços que não pareciam ser muito econômicos para os brasileiros. Nessa época, as pizzarias já eram famosas nas grandes cidades brasileiras. Desde os anos 1960, por exemplo, a "pizza napoletana" fazia sucesso no Rio de Janeiro e era servida em estabelecimentos como a Pizzaria Luigi, em Copacabana, no Belvedere Restaurante da avenida Rio Branco, c também na Churrascaria Tijucana. Algumas pizzarias e várias lanchonetes mostravam-se intimamente aliadas à valorização de um estilo de vida modernizante, enquanto a comida industrializada passou a ter uma propaganda mais ostensiva em revistas e jornais.

É justamente a partir desse momento que as lancheiras escolares começaram a incorporar em seu interior algumas mudanças que ocorriam fora delas, no mundo alimentar dos adultos. "Merenda é o mais antigo e mais legítimo nome em português"[13], daí o nome merendeira, utilizado ainda hoje no país para se referir à lancheira, termo banalizado principalmente depois da Segunda Guerra Mundial.

O uso das merendeiras ou lancheiras marcou a infância dos brasileiros alfabetizados e conseguiu, durante algum tempo, prolongar até o espaço escolar aquilo que era

13. L. da C. Cascudo, *História da alimentação no Brasil*, v. 2, Belo Horizonte/São Paulo, Itatiaia/Edusp, 1983, p. 726.

preparado e comido em casa. Elas representaram portanto um elo importante entre a casa e a rua, a criança e seus pais. Até 1960, quando não existiam "cinemas drive-in" no Brasil e nem todos tinham acesso à comida industrializada, era comum o uso de lancheiras de couro, escuras, com fivelinhas de metal. Pareciam uma versão renovada das antigas marmitas, adaptada aos pequenos. Nem todos puderam tê-las. Muitas crianças não frequentaram a escola e, mesmo para várias que o fizeram, a aquisição da lancheira permaneceu um sonho. Ou seja, guardar o lanche dentro de malas de couro, junto com cadernos e livros, denotava aqueles que não tinham lancheiras.

Essas malinhas portáteis possuíam uma abertura para caber uma garrafinha de limonada, leite ou laranjada. Mais tarde, surgiram as lancheiras de plástico, quase uma revolução: podiam ser lavadas diariamente, eram leves e coloridas, muito afinadas com a voga do Ki-Suco, das célebres balas Juquinha e dos sanduíches com pão Pullman.

Sendo o Brasil um país extenso e heterogêneo, a merenda variou bastante entre as regiões e não permaneceu a mesma ao longo do tempo. Por exemplo, entre 1960 e 1990, as lancheiras sofreram mudanças claramente influenciadas pelos programas televisivos infantis. O relato de uma jovem que viveu a infância em Fortaleza expressou uma parte dessa mudança:

> a lancheira era de plástico, como uma maletinha, tipo uns 25 centímetros x 15 centímetros, com alça de ombro. Quando abria, tinha uma garrafinha térmica da mesma cor e do mesmo personagem, tipo margarida, Mickey, Xuxa, etc. A tampa da garrafa térmica servia de copo. Só levei lancheira até mais ou menos uns 9, 10 (o ano era 1993). A partir dos

> 12, 13, mais ou menos, todo mundo comprava na cantina da escola e os colegas meio que zoavam se alguém trazia comida de casa. Era um certo status comprar no recreio.[14]

Nessa época, as cantinas de escolas públicas e privadas vendiam salgados, doces, refrigerantes e sucos. Algumas continuavam a vender coxinhas, pé de moleque, doce de leite, "maria-mole", croquetes, empadas e bolos. O que era produzido e embalado industrialmente ainda parecia mais sofisticado do que o "caseiro". Por isso, comprar um "bombom do Fofão" dava mais prestígio do que levar de casa uma fruta.

Enquanto essas guloseimas industrializadas eram vendidas nas escolas ou transportadas em lancheiras, a obesidade infantil virou um problema mundial.[15] No Brasil, o aumento significativo do número de crianças obesas e com sobrepeso nos últimos trinta anos levou o Ministério da Saúde, em 2012, a criar o *Manual das cantinas escolares saudáveis:*

---

14. Entrevista que realizamos em 11 jan. 2016, como parte de uma pesquisa sobre o uso das lancheiras no Brasil e cujos resultados serão publicados em 2017.

15. A bibliografia sobre o tema é vasta. Ver, por exemplo: Z. Halpern e M. D. B. Rodrigues, "Obesidade infantil", in: M. A. Nunes et al., *Transtornos alimentares e obesidade*, Porto Alegre, Artmed, 2006, p. 283-288; C. L. de Oliveira e M. Fisberg, "Obesidade na infância e na adolescência — uma verdadeira epidemia", in: *Arquivos Brasileiros de Endocrinologia e Metabologia*, v. 47, n. 2, São Paulo, abr. 2003. Disponível em: <http://www.scielo.br/scielo.php?pid=S0004-27302003000200001&script=sci_arttext>. Acesso em: 19 abr. 2016. Ver também: *Jornal do Brasil*, Rio de Janeiro, ano XCIII, n. 207, 1 nov. 1983, Caderno B, p. 5; e ano XCVII, n. 186, 11 out. 1987, Caderno Niterói, p. 8.

promovendo a alimentação saudável.[16] Com o número de obesos em crescimento entre crianças e jovens, sua alimentação entrou na agenda de várias políticas públicas e ganhou evidência na mídia.[17]

Paralelamente à preocupação diante do aumento da obesidade infantil, afirmou-se a distinção entre lanches saudáveis e junk food. O marketing agressivo junto às crianças por meio da web e sites de jogos tornou-se objeto de denúncias em forma de documentários, artigos na imprensa e livros. Organizações de combate à exploração infantil também se manifestaram contra a invasão publicitária nos alimentos para crianças.[18] As desigualdades alimentares, às vezes gritantes, entre ricos e pobres ou entre países desenvolvidos e aqueles em desenvolvimento mostraram a fraqueza de alguns governos que não conseguem afastar das escolas a publicidade de refrigerantes e de lanches amplamente considerados perigosos à saúde.

Para agravar essa situação, não é apenas dentro das escolas que a publicidade alimentar dirigida à criança vem sendo veiculada. Ela está na televisão, na internet, nas embalagens de centenas de produtos expostos nos supermercados, em

---

16. "Alunos de escolas particulares terão alimentos saudáveis nas cantinas", in: *Portal Brasil*, 5 set. 2012. Disponível em: <http://www.brasil.gov.br/educacao/2012/09/alunos-de-escolas-particulares-terao-cantina-saudavel>. Acesso em: 10 abr. 2016.

17. C. E. G. Reis et al., "Políticas públicas de nutrição para o controle da obesidade infantil", in: *Revista Paulista de Pediatria*, v. 29, n. 4, 2011. Disponível em: <http://www.nutricaoemfoco.com.br/NetManager/documentos/politicas_publicas_de_nutricao_para_o_controle_da_obesidade_infantil.pdf>. Acesso em: 10 abr. 2016.

18. Ver, por exemplo, o trabalho do Alana no Brasil. Disponível em: <http://alana.org.br/decisao-historica-stj-proibe-publicidade-dirigida-as-criancas/>. Acesso em: 5 abr. 2016.

lanchonetes, bares, padarias, etc. Vários alimentos ultraprocessados — com escassez de fibras e concentrações extremamente altas de açúcar, gordura e sal — são anunciados pela publicidade de maneira alegre, entusiasmada e amigável. Em países como o Brasil e a Índia, por exemplo, esses alimentos ainda podem ser piores do que seus congêneres na Europa. Segundo Monteiro e Castro, "uma estratégia de marketing recente, adotada com grande sucesso por transnacionais de alimentos, envolve o desenvolvimento de ultraprocessados especialmente destinados a consumidores de baixa renda de países emergentes".[19]

Esses produtos, que mais fazem engordar do que alimentar, são objeto de uma publicidade produzida para atingir diretamente as crianças.[20] Em 2010, foi publicada a Resolução RDC n. 24 pela Agência Nacional de Vigilância Sanitária (Anvisa), com a intenção de regularizar a publicidade de alimentos no país. No terreno literário, desde os anos 1980, floresceu uma nova produção dirigida às crianças, tratando de problemas físicos e, em particular, da obesidade e dos distúrbios alimentares.

Enquanto isso, vários doces industrializados, comuns no passado, tenderam a ser esquecidos, ultrapassados por novas

---

19. C. A. Monteiro e I. R. R. de Castro, "Por que é necessário regulamentar a publicidade de alimentos", in: *Ciência e Cultura*, São Paulo, v. 61, n. 4, 2009. Disponível em: <http://cienciaecultura.bvs.br/scielo.php?pid=S0009-67252009000400020&script=sci_arttext>. Acesso em: 20 abr. 2016.

20. E. F. Tessaro, *A publicidade infantil e a obesidade: o papel do direito na proteção do cidadão*, [s.l.], Novas Edições Acadêmicas, 2014. Ver também: "Comida infantil tem qualidade pior no País, diz pesquisa", in: *G1*, 11 mar. 2009. Disponível em: <http://g1.globo.com/Noticias/Brasil/0,,MUL1037814-5598,00-COMIDA+INFANTIL+TEM+QUALIDADE+PIOR+NO+PAIS+DIZ+PESQUISA.html>. Acesso em: 1 maio 2016.

modas. Exemplares a esse respeito são a paçoquinha e o "dadinho". Ambos fizeram a alegria das crianças e podiam ser comprados nas cantinas escolares. Alguns desses doces foram preteridos por novos gostos e preferências. Outros viraram "vintage", ou simplesmente doces cuja lembrança é boa.

Medo de engordar

O medo de engordar tornou-se tão comum nos conselhos de beleza e saúde quanto o alardeado temor dos homens de se casar. Desde que os problemas do sobrepeso e da obesidade começaram a ser divulgados com assiduidade pela mídia, o medo de engordar generalizou-se. Transformado em sentimento necessário para garantir a saúde, o dito medo afirmou-se, primeiro, como uma demonstração legítima e normal de amor-próprio e, logo a seguir, como uma prova de autoestima.

O amor próprio refere-se ao apreço por si e ao brio, fazendo parte de uma época crivada pelo dever da honra. Já a autoestima é um termo mais recente, comprometido com a expectativa individual de conquistar um estilo de vida liberto, feliz e leve, contemporâneo da descoberta de novos medicamentos para combater tristezas e melancolias. Ambos os termos foram associados ao medo de engordar e serviram como justificativas para fazer regime e perder peso.

Mas, entre um e outro, emergiu com força uma série de explicações psicológicas para a obesidade. O vocabulário psicanalítico banalizou-se depois dos anos 1960, atingindo o centro das problematizações sobre o obeso, doravante visto como uma figura com carência afetiva, falta de estima e apoio. Frustrações e distúrbios emocionais ganharam espaço entre as causas dos distúrbios alimentares, os quais, por sua vez, podiam desencadear a obesidade. Foi quando a ausência de ordem e equilíbrio para comer começou a ser divulgada na imprensa como sendo um "quadro clínico", que merecia tratamento psiquiátrico.

Contudo, as reações contrárias à interpretação dos obesos como indivíduos "complicados emocionalmente" não tardaram a aparecer. Logo no começo da década de 1970, quando o médico Nélson Senise lançou o livro *Pare de engordar: obesidade, um problema psicológico*, algumas reclamações ganharam espaço na mídia, contestando a tese de que os obesos e gordos teriam problemas emocionais merecedores de tratamento.[21] Carlos Imperial, artista conhecido na época, "levou à TV um grupo de gordos para protestar contra o livro, afirmando que, apesar do excesso de quilos", ele era "um homem normal". Houve quem ficasse "mais zangado" e ameaçasse "o médico com um processo".[22] As disputas pela normalidade física encontraram no volume e no peso dos corpos motivos cada vez mais sérios para desencadear processos jurídicos e também diagnósticos de natureza psicológica.

Na mesma época, costureiros e figurinistas demonstraram preferir os magros. Por exemplo, segundo o *Jornal do Brasil*, o figurinista e carnavalesco Evandro de Castro Lima não costurava para Carlos Imperial porque tinha "horror à obesidade".[23] Na alta-costura, as magricelas eram associadas à sofisticação, enquanto as gordas eram excluídas da publicidade de roupas e produtos de beleza. Contudo, a obesidade ainda não era considerada uma epidemia mundial. Vários

---

21. *Correio da Manhã*, Rio de Janeiro, ano LXIX, n. 23.648, 21 maio 1970, 1º caderno, p. 6.

22. *Jornal do Brasil*, Rio de Janeiro, ano LXXX, n. 236, 9 jan. 1971, 1º caderno, p. 10.

23. Ibidem, 14 jan. 1970, p. 2, DN.

artigos sobre os obesos referiam-se preferencialmente aos norte-americanos, poucos informavam sobre a quantidade de obesos no Brasil.

Mas foi a partir dos anos 1960 que a atenção aos gordos ganhou maior relevo do que a preocupação com a magreza. E uma boa parte dos conselhos e textos sobre o medo de engordar concordava com a hipótese de que a gula devia-se não exatamente a um apetite insaciável, mas a um psiquismo doente, incluindo a existência de frustrações sexuais e ansiedade excessiva. Assim, a desconfiança de que o gordo não queria emagrecer tendia a ser acompanhada pela hipótese de que a gordura servia como uma "armadura", uma proteção à insegurança dos mais pesados.[24] A figura de um obeso inseguro, frágil, com problemas psíquicos tornou-se frequente nas descrições sobre a obesidade. Não que essas características fossem totalmente ignoradas por médicos do passado. Mas, agora, elas ganhavam notoriedade na mídia. Ou seja, a hipótese psicológica, com seus transtornos que remetem gordos e obesos à infância e às relações familiares, acabou por ser incluída em uma série de discursos sobre o medo de engordar.

A crítica ao consumo dos alimentos muito calóricos também conquistou maior presença na imprensa, indicando o perigo do sobrepeso das mulheres depois da menopausa, o que, conforme era publicado, ameaçava a manutenção da vida sexual dos casais.[25] À mesa e em alguns corpos, a gordura de modo geral foi sujeita a diversas restrições. Agora, mais do que nunca, tornou-se inseguro comer, por exemplo, costeleta de porco, saborear frituras ou um simples e generoso pão com manteiga. Soma-se a tais receios a divulgação

24. *Jornal do Comércio*, 30 dez. 1970, Anexo, p. 1-2.

25. Ibidem, p. 2.

de estudos científicos que, desde os anos 1950, revelavam as relações entre o consumo de gordura, o colesterol e as doenças cardiovasculares, colocando na ordem do dia a "hipótese lipídica", adotada pela American Heart Association em 1961. Segundo Pollan, "no início dos anos 1950, um número cada vez maior de cientistas defendia que o consumo de gorduras e de colesterol dietético, resultantes em grande parte da carne e dos laticínios, era responsável pelo aumento das doenças cardiovasculares registrado no século XX".[26] Na mesma época, o cientista Ancel Keys, autor de vários livros em parceria com sua esposa sobre dietas, ficou célebre devido a seus estudos sobre os efeitos do colesterol no organismo. A suspeita de que a ingestão de alimentos gordurosos desencadeava o aumento do colesterol e este provocava doenças cardiovasculares recaiu de preferência sobre os homens considerados de "meia-idade". Havia a suposição de que eles, mais do que as mulheres, eram suscetíveis às doenças cardíacas. Conforme um artigo no *Jornal do Brasil*, alguns médicos atribuíam o problema à alimentação, "argumentando que, aos cinquenta anos, os homens geralmente almoçam nos 'restaurantes', comendo o que não devem, bebendo o que não podem". Excessos desse tipo foram inúmeras vezes acusados de aumentar a taxa de colesterol no sangue, levando milhares de homens "para o despenhadeiro da arteriosclerose".[27] Ou seja, o medo de engordar encontrou no sexo masculino seriedade e importância. A hipótese lipídica colocava sob suspeita inúmeras panças masculinas, outrora consideradas dentro da normalidade.

---

26. M. Pollan, *Em defesa da comida: manifesto de um consumidor*, trad. T. A. Marques, Lisboa, Dom Quixote, 2009, p. 35.

27. B. Costallat, "3 x 1", in: *Jornal do Brasil*, Rio de Janeiro, ano LXVIII, n. 219, 19 set. 1958, p. 3.

Mas, para ambos os sexos, fatores hereditários, além de "desarranjos do sistema nervoso", também seriam alguns dos problemas desencadeadores do aumento de peso.[28] E, quanto mais a obesidade se revelava multifatorial, mais diversificados eram os produtos para tratá-la. Apareceram medicamentos como o Adiposine, que, segundo a propaganda, fora inventado pelos soviéticos e era capaz de agir sobre a hipófise, provocando a perda de "sete a oito quilos, sem efeitos desagradáveis para os rins e o coração".[29] A indústria de cosméticos femininos foi favorecida com essa tendência pois, embora emagrecer fosse uma recomendação presente em regimes do passado, agora, em tempos de minissaia, não mostrar gordura no corpo significava combater a flacidez e a celulite. Esta última havia sido eleita uma vilã das mulheres, transformando-se em tema jornalístico justamente quando a moda do biquíni floresceu em praias e piscinas. Em 1955, a revista *Careta* já havia publicado um pequeno texto explicando que a celulite não era apenas uma variante da obesidade, pois existiriam "os celulíticos magros". Na maior parte das revistas femininas, as explicações ainda não eram claras e podiam definir o problema como sendo sobretudo estético, mas também como um tipo de "obesidade esponjosa".[30] A seguir, o mercado de cremes, como o Elancyl, junto aos tratamentos com massagens e exercícios físicos, formaram uma verdadeira guerra contra a celulite.

Já o receio de ter colesterol elevado foi acompanhado pelo medo de desenvolver diabetes. Nos Estados Unidos, produtos alimentares livres de açúcar destinados aos diabéticos já existiam desde os anos 1920, mas seu mercado ganhou

28. *Última Hora*, Rio de Janeiro, ano X, n. 3.346, 20 maio 1961, p. 10.
29. *Última Hora*, Niterói, ano XIII, n. 1.349, 28 dez. 1963, p. 8.
30. *Careta*, Rio de Janeiro, ano XLVII, 26 mar. 1955, p. 23-26.

amplitude depois de 1950.[31] Não demoraria muito para que a indústria alimentar tirasse partido da condenação do colesterol e do açúcar, inventando alimentos e bebidas ditos diet ou então light. O açúcar deixava de servir para acalmar a fome.[32] O antigo hábito de dar água doce para aplacar raivas e nervosismos parecia estar com os dias contados.

No Brasil, a Coca-Cola light apareceu em 1997 e, no ano anterior, uma portaria do Ministério da Saúde definiu os produtos light como sendo aqueles que ofereciam uma redução de calorias ou de outros nutrientes.[33] Enquanto isso, distúrbios graves, como a anorexia nervosa e o transtorno dismórfico corporal, começaram a marcar presença na imprensa e, a seguir, em programas de televisão. Ambulatórios de transtornos alimentares foram criados em hospitais públicos e o medo de engordar viu-se mundialmente acompanhado por uma miríade de outros medos referentes à alimentação. Medo do açúcar, das frituras, dos alimentos transgênicos, dos agrotóxicos nas verduras e frutas, das contaminações em larga escala, dos hormônios na carne, medo, enfim, do câncer e das diferentes compulsões e desordens alimentares.

Quando a "magra de ruim" ficou boa

A expressão é antiga: "magra de ruim" não era contudo uma característica unicamente feminina. Havia magros de

31. A. F. Smith, *Eating History: Thirty Turning Points in the Making of American Cuisine*, Columbia University Press, 2009, p. 249.
32. G. Müller, "Para evitar gordura excessiva", in: *Última Hora*, Rio de Janeiro, ano XV, n. 1.621, 1 set. 1965, p. 2.
33. J. Bauer, "Acabe com a confusão entre diet e light", in: *Folha de S.Paulo*, São Paulo, 8 jun. 1997, p. 3.

ruindade de ambos os sexos e eles eram vistos como detentores de uma capacidade orgânica extraordinária para aproveitar muito rápida e integralmente os alimentos ingeridos, sem deixar nada acumulado em forma de gordura. Assimilados aos seres vorazes, avarentos e ambiciosos, "os magros de ruim" já usufruíram de muita má fama. A tendência não é específica do Brasil e atravessou boa parte das suposições de que existiriam organismos cujo metabolismo favorece a magreza, enquanto outros, ao contrário, seriam propensos a engordar.

No último século, foram "as magras de ruim" que conquistaram maior destaque do que seus semelhantes do sexo masculino. Em almanaques e jornais brasileiros, a associação entre magreza e maldade tinha preferência pelas filhas de Eva, como mostrou um dos três vencedores no concurso de contos infantis publicado na *Gazeta de Notícias* do Rio de Janeiro, em 1907. Intitulado "A rainha magricela", o conto premiado narra a história de uma rainha cuja magreza era tamanha que não havia vestido capaz de durar mais de um dia sem ficar repleto de furos: os ossos da magricela espetavam os colchões, cadeiras e roupas, dificultando a vida da majestade. Mas ela era extremamente má, perseguia criancinhas e mandava matar todos os que tentavam engordá-la sem sucesso. "Cada ruindade que fazia, mais um osso escapava pela pele." E não havia jeito de a magreza ser preenchida com carnes. Após inúmeras tentativas, uma velha revelou à rainha a causa daquela teimosa magreza: enquanto ela fosse má, seria magra. Depois de "cair em si", a rainha começou a praticar o bem. Desde então, ela ganhou corpulência. Engordou a tal ponto que o rei — um tipo, aliás, gordo e pançudo — mandou alargar as portas do palácio.[34]

34. M. de Barros, "A rainha magricella", in: *Gazeta de Notícias*, Rio de Janeiro, ano XXXIII, n. 140, 20 maio 1907, p. 4.

A magreza da ruindade revela os ossos, mostrando à luz do dia a ameaça implacável da morte. A magra de ruim estaria portanto intimamente ligada a uma espécie de sina temerária, assustadora. No decorrer do tempo, outras interpretações da mesma figura confirmaram a suspeita de que as muito magricelas eram pessoas más. Elas seriam mais "tinhosas" do que qualquer outro tipo de mulher, pois seus corpos teimariam em permanecer como eram, desde sempre, em peso e volume, independente da alimentação adotada. Ou ainda: a "magra de ruim" teria um corpo impermeável às consequências da gula. A parte da comida atribuída à "magra de ruim" jamais reverteria em corpulência, como se ela fosse um "saco sem fundo", come mas não engorda.

A "magra de ruim" era portanto vista como se escondesse dentro de si uma voracidade quase pecadora, uma maquinação física semelhante à antiga imagem dos vermes. Ou do diabo. Seu corpo, insaciável, nunca satisfeito, desobedeceria à tendência de acumular alimentos para as épocas de penúria.

A histórica aversão à magra de ruim assombrou muitas jovens com dificuldade em ganhar peso e "encorpar". Para escapar do aspecto de uma "varapau" valiam as mais esdrúxulas fórmulas, licores e garrafadas, ou, mais recentemente, comprimidos de Cobavital para abrir o apetite. Nos anos 1950, ainda era comum recomendar disfarces oferecidos pela moda: um jornal gaúcho aconselhou as magras e altas a serem clássicas e a tirarem partido da magreza: no vestuário, podiam abusar dos tecidos espessos, listas horizontais, franzidos e cores alegres.[35]

Mesmo sem conseguir grandes sucessos, a imagem da "magra de ruim" acabou por ganhar alguma positividade na

35. *A Época*, Caxias do Sul, ano XVI, n. 1.091, 24 dez. 1953, p. 4.

medida em que a moda favoreceu seu tipo físico. A modelo inglesa Twiggy, pesando cerca de quarenta quilos, contribuiu para associar a magreza ao terreno da última moda. Além disso, a suposição de que o organismo da magra vivia em fúria, pois seria dotado de uma fome infinita, foi de certo modo apaziguada. As razões para a mudança não se encontram unicamente na moda. Há também o aumento do receio perante a obesidade e a suposição de que esta não se deve apenas ao excesso de comida mas, sobretudo, aos maus hábitos alimentares. Desde os anos 1980, aumentou a publicidade em torno do seguinte pressuposto: a boa alimentação fortalece e não engorda. E mais: a boa alimentação, conjugada a um estilo de vida avesso ao sedentarismo, contribui para não engordar.

Desse modo, a "magra de ruim" aproximou-se da imagem dos bons hábitos alimentares. Também no universo erótico, a mulher emagreceu. Segundo um estudo internacional realizado junto às edições da revista *Playboy*, entre 1953 e 2001, diminuiu o índice de massa corporal das modelos.[36] Os corpos tornaram-se mais magros e longilíneos, ao mesmo tempo que ganharam tônus e altura. No Brasil, "magreza musculosa" implicou muito investimento em exercícios e atividades físicas, do ciclismo ao boxe, assim como a adesão às cirurgias plásticas.[37]

Todavia, em história do corpo, as ambivalências são fortes. Isso significa, por exemplo, que o antigo imaginário da ruindade associado à suposição de uma magra gulosa, que come o que não lhe é de direito, ainda se mantém, dentro e

36. R. Bonalume Neto, "Mulher de revista está mais magra", in: *Folha de S.Paulo*, São Paulo, ano 82, n. 26.924, 20 dez. 2002, p. A24.

37. A. Leme, "A nova forma da magreza", in: *Veja*, São Paulo, 6 nov. 2013, p. 86-87.

fora dos meios de comunicação de massa. Magros sem tônus e magras desprovidas de curvas também continuam a ser alvo de constrangimento e crítica.[38]

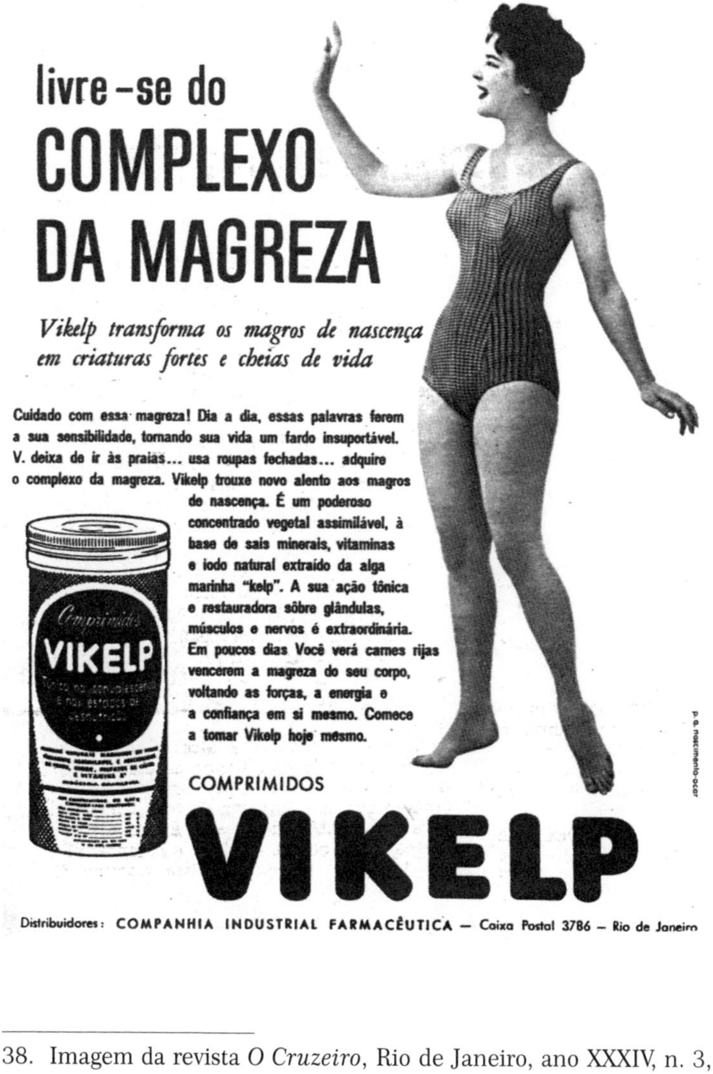
livre-se do
COMPLEXO
DA MAGREZA
Vikelp transforma os magros de nascença em criaturas fortes e cheias de vida
Cuidado com essa magreza! Dia a dia, essas palavras ferem a sua sensibilidade, tornando sua vida um fardo insuportável. V. deixa de ir às praias... usa roupas fechadas... adquire o complexo da magreza. Vikelp trouxe novo alento aos magros de nascença. É um poderoso concentrado vegetal assimilável, à base de sais minerais, vitaminas e iodo natural extraído da alga marinha "kelp". A sua ação tônica e restauradora sôbre glândulas, músculos e nervos é extraordinária. Em poucos dias Você verá carnes rijas vencerem a magreza do seu corpo, voltando as forças, a energia e a confiança em si mesmo. Comece a tomar Vikelp hoje mesmo.
Comprimidos
VIKELP
COMPRIMIDOS
VIKELP
Distribuidores: COMPANHIA INDUSTRIAL FARMACÊUTICA — Caixa Postal 3786 — Rio de Janeiro

38. Imagem da revista *O Cruzeiro*, Rio de Janeiro, ano XXXIV, n. 3, 28 out. 1961, p. 66.

4. Entre liberdades e patologias

"Pandemia" de regimes

Se comer é um meio de comunicação com outras pessoas[1], todos os regimes alimentares implicam mudanças significativas nas relações de trabalho, amizade e amor. Por isso, uma insistência global e assídua no emagrecimento provoca transformações que vão muito além dos pesos e volumes corporais.

Foi o que de certo modo aconteceu na segunda metade do século passado. Uma profusão de fórmulas para emagrecer tomou conta dos meios de comunicação de massa de maneira espetacular. O cardápio dos regimes engordou, indo desde a "dieta do astronauta", focada em alimentos brancos, até aquela do dr. Robert C. Atkins, baseada em proteínas. Uma "lipofobia" colocou no auge da moda a substituição da ingestão da gordura pela água.[2] O leque de possibilidades para emagrecer incluía regimes da lua, do mel, das estrelas,

1. J. C. Hernández e M. G. Arnáiz, *Alimentación y cultura: perspectivas antropológicas*, Barcelona, Ariel, 2005, p. 315.
2. Termo utilizado por Claude Fischler desde a publicação do *L'Homnivore*, Paris, Odile Jacob, 1990.

do tipo sanguíneo, da maçã, do chá verde, do café verde, dos sucos, dos banhos, além da dieta africana e do paleolítico. Os regimes e seus gurus também entraram em competição entre si, assim como as receitas e prescrições médicas para o emagrecimento. Por exemplo, em 1962, um livro anunciado na revista *O Cruzeiro* mostrava que as calorias não engordavam, e sim um distúrbio do metabolismo associado ao ácido pirúvico.[3] Outras obras, best-sellers nos Estados Unidos, foram traduzidas no Brasil, exibindo uma gama variada de soluções para perder peso e ganhar anos de vida. Livros e guias de emagrecimento de autores brasileiros também conheceram o sucesso, como aquele de João Uchôa Jr., da editora Guanabara, intitulado *Só é gordo quem quer*. O mercado de medicamentos para o emagrecimento diversificou sua oferta, incluindo vendas sem receita médica. Moderamina, Moderex, Desobesi eram alguns dos remédios que integraram a "galopante dietomania".[4]

Nos Estados Unidos, logo após a fundação do Weight Watchers em 1963 — Vigilantes do Peso —, o mercado dos produtos e serviços relacionados ao emagrecimento ganhou uma importância até então desconhecida. Da dieta do sono à criação da Herbalife, passando pelo shake Slim-Fast em 1977, o emagrecimento assumiu a forma de um imperativo inquestionável, necessário à saúde, ao bem-estar, à felicidade e à longevidade.[5]

Já no Brasil, desde meados dos anos 1970, em meio à militância política e à contracultura, os artistas começaram

3. *O Cruzeiro*, Rio de Janeiro, ano XXXV, n. 10, 15 dez. 1962, p. 97.

4. *Veja*, São Paulo, 29 maio 1974, p. 77.

5. A Herbalife nasceu em Los Angeles em 1980 e teve um crescimento rápido, atingindo inúmeros países da Europa e da América Latina.

a ser questionados, mais do que no passado, sobre seus regimes e preferências alimentares. Descobriu-se que Gilberto Gil fazia dieta macrobiótica, Baby Consuelo e Pepeu Gomes controlavam o peso e a mente pela filosofia oriental; Djenane Machado seguia a dieta dos líquidos na mudança da lua e Xuxa teria adotado uma alimentação natural.[6] Eram regimes diferentes, mas que tinham em comum a procura por uma alimentação mais próxima da natureza. Havia uma consciência ecológica emergente, fortalecida com os primeiros congressos internacionais sobre o meio ambiente perante as ameaças de uma guerra atômica e da degradação da qualidade do ar e das águas.

Contudo, mesmo antes da ampliação de uma sensibilidade ecológica em escala mundial, a profusão de regimes já contava com descobertas científicas essenciais para o desenvolvimento de um próspero mercado. Uma delas foi a dos moderadores ou inibidores de apetite.[7] Em 2007, o Brasil já era líder no consumo mundial desse tipo de medicamento.[8] Outra descoberta importante foram os adoçantes, cuja propaganda beneficiou-se das críticas à ingestão do açúcar. As gotinhas doces combinavam, segundo os anúncios, com os hábitos finos e sofisticados. Como se não bastasse tais atrativos, havia o recurso à economia e à praticidade — uma

---

6. Dr. J. B. Garcia, "Métodos e dietas. O negócio hoje é ficar magro", in: *Última Hora*, Rio de Janeiro, ano XXXII, n. 10.905, 26 fev. 1983, UH Revista, p. 5.

7. Sobre a propaganda dos regimes, ver: E. Bueno e P. Taitelbaum, *Vendendo saúde: a história da propaganda de medicamentos no Brasil*, Brasília, Anvisa, 2008, p. 114.

8. "Brasil lidera consumo de moderador de apetite, diz ONU", in: *BBC Brasil (on-line)*, 1 mar. 2007. Disponível em: <http://www.bbc.com/portuguese/reporterbbc/story/2007/03/070228_moderadorapetiteebc.shtml>. Acesso em: 25 maio 2016.

gotinha de adoçante parecia equivaler a quantidades bem maiores de açúcar.[9]

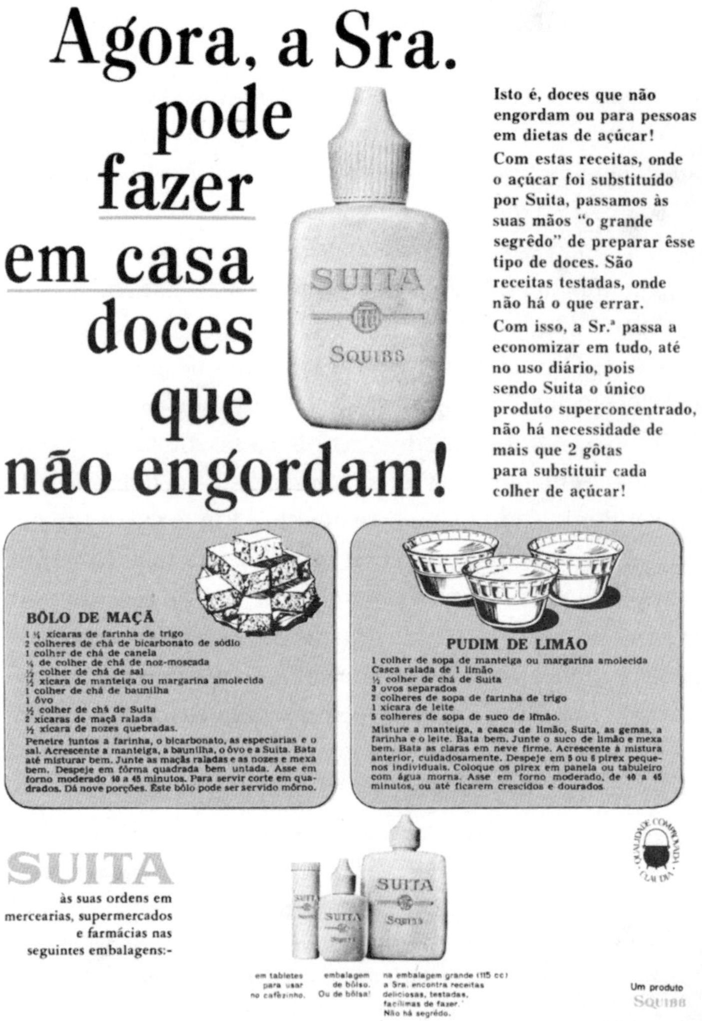
Agora, a Sra. pode fazer em casa doces que não engordam!
SUITA
SQUIBB
Isto é, doces que não engordam ou para pessoas em dietas de açúcar!
Com estas receitas, onde o açúcar foi substituído por Suita, passamos às suas mãos "o grande segrêdo" de preparar êsse tipo de doces. São receitas testadas, onde não há o que errar.
Com isso, a Sr.ª passa a economizar em tudo, até no uso diário, pois sendo Suita o único produto superconcentrado, não há necessidade de mais que 2 gôtas para substituir cada colher de açúcar!
BÔLO DE MAÇÃ
1 ¼ xícaras de farinha de trigo
2 colheres de chá de bicarbonato de sódio
1 colher de chá de canela
¼ de colher de chá de noz-moscada
½ colher de chá de sal
½ xícara de manteiga ou margarina amolecida
1 colher de chá de baunilha
1 ôvo
½ colher de chá de Suita
2 xícaras de maçã ralada
½ xícara de nozes quebradas.
Peneire juntos a farinha, o bicarbonato, as especiarias e o sal. Acrescente a manteiga, a baunilha, o ôvo e a Suita. Bata até misturar bem. Junte as maçãs raladas e as nozes e mexa bem. Despeje em fôrma quadrada bem untada. Asse em forno moderado 40 a 45 minutos. Para servir corte em quadrados. Dá nove porções. Êste bôlo pode ser servido mórno.
PUDIM DE LIMÃO
1 colher de sopa de manteiga ou margarina amolecida
Casca ralada de 1 limão
½ colher de chá de Suita
3 ovos separados
2 colheres de sopa de farinha de trigo
1 xícara de leite
5 colheres de sopa de suco de limão.
Misture a manteiga, a casca de limão, Suita, as gemas, a farinha e o leite. Bata bem. Junte o suco de limão e mexa bem. Bata as claras em neve firme. Acrescente à mistura anterior, cuidadosamente. Despeje em 5 ou 6 pirex pequenos individuais. Coloque os pirex em panela ou tabuleiro com água morna. Asse em forno moderado, de 40 a 45 minutos, ou até ficarem crescidos e dourados.
QUALIDADE COMPROVADA · CLAUDIA ·
SUITA
às suas ordens em mercearias, supermercados e farmácias nas seguintes embalagens:-
em tabletes para usar no cafèzinho.
embalagem de bôlso. Ou de bôlsa!
na embalagem grande (115 cc) a Sra. encontra receitas deliciosas, testadas, facílimas de fazer. Não há segrêdo.
Um produto
SQUIBB

9. Imagem da revista *Claudia*, São Paulo, ano VI, n. 59, ago. 1966, p. 25.

A sacarina, descoberta no século XIX, havia sido denunciada na década de 1950 como sendo cancerígena. Já o aspartame, inventado em 1965, foi aprovado em 1981 pela Food and Drug Administration (FDA). Os adoçantes pareciam alimento e medicamento ao mesmo tempo. Por isso, eles representavam uma aproximação cada vez mais usual entre farmácia e supermercado. "Até 1957, os adoçantes eram considerados especialidades farmacêuticas, e o decreto 41.989 colocou-os na categoria de 'complementos dietéticos'."[10] Não demoraria muito para que os alimentos light e diet celebrassem uma espécie de junção entre o prazer de comer e a perda de peso, a expectativa de cultivar a saúde sem deixar de ter a satisfação de saborear doces e beber refrigerantes. A recomendação do emagrecimento era um atrativo para a venda de margarina e leite desnatado. Todos eles anunciados como delícias imperdíveis, aliados fiéis da saúde e alegria de viver.[11]

Emagrecer seria, portanto, uma experiência associada ao prazer. Segundo a propaganda, esse prazer aparecia intimamente misturado a um ideal de comportamento salubre. E este, por sua vez, não teria mais uma hora certa para ser exercido nem justificativa para ser desprezado. Isso significa que deixava de ser suficiente fazer regime apenas às vésperas dos dias de festa ou somente para caber em um traje especial. Era recomendável manter o regime de emagrecimento diariamente, para as festas e durante a rotina, para vestir as roupas há muito cobiçadas, mas também para ver-se nu diante do espelho. Entre homens e mulheres, o espectro do obeso doente e do gordo que poderia vir a ser obeso

---

10. *Veja*, São Paulo, 30 out. 1968, p. 31.
11. Imagem da revista *Nova*, São Paulo, n. 37, out. 1976, p. 51 (ver à p. 128).

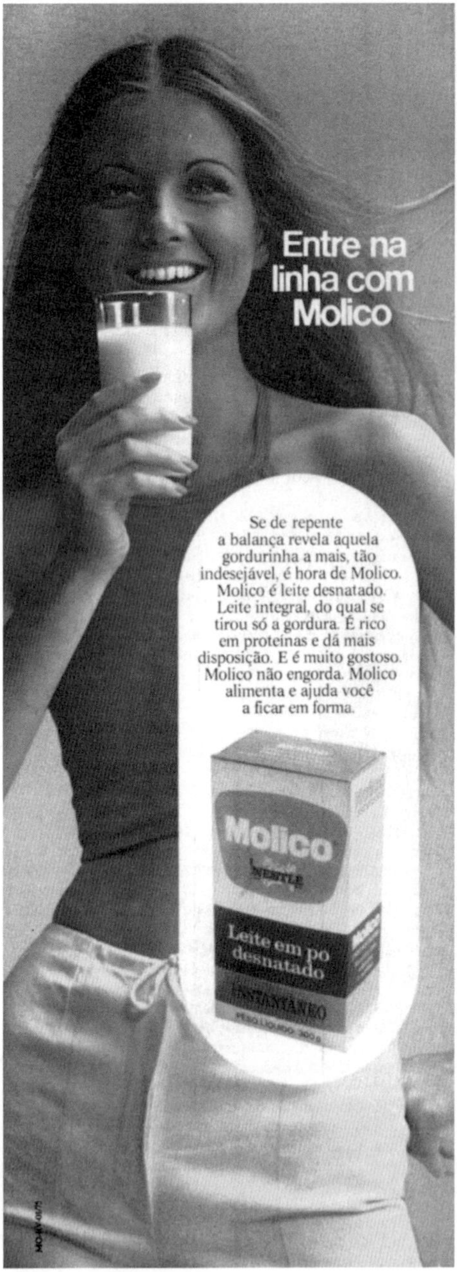
Entre na linha com Molico
Se de repente a balança revela aquela gordurinha a mais, tão indesejável, é hora de Molico. Molico é leite desnatado. Leite integral, do qual se tirou só a gordura. É rico em proteínas e dá mais disposição. E é muito gostoso. Molico não engorda. Molico alimenta e ajuda você a ficar em forma.
Molico
Leite em po desnatado
INSTANTANEO
PESO LIQUIDO 300 g

transformou-se na mais contundente ameaça à excelência corporal desejada.

A busca dessa excelência aliou-se a um espetacular "rejuvenescimento" das atividades físicas e de lazer. Em 1989, a revista *Boa Forma* publicou uma reportagem intitulada "Emagrecer, a receita das academias".[12] A fórmula incluía propostas de emagrecimento com ginástica e dieta orientada por nutricionistas, além do cultivo da alegria e da descontração juvenil. Comer de modo saudável e "malhar" eram fórmulas que se repetiam (e ainda hoje se repetem) à exaustão. Mas a expectativa reinante não era apenas a de esculpir o corpo diariamente. A ambição era maior: buscava-se modificar as próprias emoções. O que significa aniquilar possíveis tristezas e cultivar dentro de si uma animação incessante, aliada à autoconfiança e ao contentamento de viver. Em meio a essa paisagem risonha e ensolarada, repleta de autoestima, as exigências sobre o corpo ganharam alguns aspectos sombrios, para não dizer dramáticos. Entre eles, destaca-se o constrangimento oriundo do célebre "teste da praia". Aplicado especialmente para as mulheres, o imaginário popular do dito teste dirige-se às mais diversas classes sociais e idades. Na imprensa feminina, ele foi inúmeras vezes lembrado e criticado. Em seu favor, as mulheres foram incitadas a combater energicamente quaisquer quilos a mais e músculos a menos. Segundo uma parte da imprensa dedicada às fofocas e aos escândalos das celebridades, a praia — que desde os anos 1920 surgiu nas fotografias impressas como um lugar de descontração, tempo livre e diversão — virou também um palco privilegiado para

12. Reportagem de C. H. Amoedo e O. Gonçalves, in: *Boa Forma*, São Paulo, ano 4, n. 7, 1989, p. 30-35.

o exame dos corpos.[13] Recentemente, com a internet, o tema ganhou maior amplitude, incluindo pessoas anônimas e famosas.

Enquanto isso, vários programas televisivos de combate à obesidade valorizavam o heroísmo individual de pessoas absolutamente comuns dedicadas à perda de peso. Exercícios, dietas e cirurgias conseguiriam combater a obesidade e conquistar, segundo a propaganda, um reino de autoestima. É portanto um jogo complexo de emoções que entra em cena na incitação aos regimes que surgiram desde então. Por meio de uma mudança do corpo, transfiguram-se a aparência e as emoções. Os regimes para emagrecer tornaram-se um dos caminhos para o encontro consigo mesmo e a felicidade junto aos outros, um instrumento para a integração social e o equilíbrio familiar.

A história da relevância alcançada pelos regimes para emagrecer teve algumas variações no país, assim como momentos de hesitação e combate. Quando a obesidade atingiu quase 30 milhões de brasileiros e o sobrepeso alcançou cerca de 95 milhões, numerosas pesquisas sobre o assunto extrapolaram o domínio da medicina.[14] A obesidade tornou-se um tema central para a compreensão da realidade econômica e cultural do Brasil, um revelador de suas injustiças e possibilidades de melhoria.

---

13. D. B. de Sant'Anna, "Da gordinha à obesa", in: *Labrys*, n. 25, jan./jun. 2014. Disponível em: <http://www.labrys.net.br/labrys25/corps/denise.htm>.

14. Ver P. Vasconcellos, "O mundo em expansão: a obesidade cresce e se transforma em epidemia global", in: *Valor*, São Paulo, 26-28 abr. 2013.

Em 1986, foi fundada a Associação Brasileira para o Estudo da Obesidade e Síndrome Metabólica (Abeso). O primeiro secretário da Associação foi Alfredo Halpern, grande referência em matéria de regimes e estudos sobre a obesidade. Em 1996, a Abeso filiou-se à International Association for the Study of Obesity, mas, desde sua criação, ela vem sendo considerada uma referência nacional importante para o fortalecimento de investigações na área. Também foi criada a Comissão de Prevenção e Tratamento da Obesidade, além de uma série de iniciativas públicas e privadas com a intenção de evitar o sobrepeso.

Naqueles anos, ainda era possível pensar que "paulista no Rio emagrece e em São Paulo carioca engorda", pois existiam diferentes costumes alimentares e de exposição do corpo.[15] Mas para todos foram divulgados novos artigos que colocavam em questão os supostos malefícios da manteiga e de outras gorduras animais. O colesterol, figura que havia aparecido na imprensa mundial como sinônimo de doença e morte, foi recuperado como algo que podia ter um lado bom. Na França, divulgou-se que, enfim, ele estaria absolvido, conclusão, aliás, saborosa a todos os apreciadores de queijos e vinhos. Inevitavelmente, uma conhecida rivalidade com os americanos voltou à cena na mídia francesa. Conforme uma das publicações sobre o colesterol na França, "enquanto os americanos tentaram conciliar o inconciliável", ou seja, os produtos light e os hambúrgueres, os franceses continuaram a consumir seus queijos e vinhos em todas as classes sociais. Resultado: os americanos tornaram-se campeões de obesidade com numerosos casos de acidentes cardiovasculares, enquanto os franceses

15. C. Grillo, "Paulista no Rio emagrece; em SP carioca engorda", in: *Folha de S.Paulo*, São Paulo, 12 mar. 1995, (4) p. 6.

mantiveram uma média nacional de colesterol entre as mais baixas do mundo.[16]

Verdade ou não, os vinhos e os queijos conseguiram escapar das interpretações insalubres e manter um selo de produtos saudáveis para a maior parte da população daquele país. O imaginário fomentado pela disputa entre americanos e franceses à mesa revelou uma concorrência entre padrões corporais no Ocidente correspondente a estilos de vida nem sempre similares entre si. Os exemplos a esse respeito são abundantes, desde o livro *Mulheres francesas não engordam*[17] até o filme intitulado *Eating*, de 1990, sobre distúrbios alimentares entre americanas, observados por uma francesa.[18] Nesse filme, a comida aparece para algumas americanas como um tabu, uma transgressão, o centro de todos os desejos. Várias personagens do filme comem em segredo da mesma maneira que, em décadas passadas, suas mães haviam experimentado os prazeres sexuais às escondidas.

A comida teria se tornado o centro identitário maior de homens e mulheres, o lugar principal sobre o qual recaem inúmeras recusas e suspeitas, como se ela tivesse sido alçada à condição de estimular uma das últimas transgressões da época contemporânea: comer sem se preocupar com o controle do próprio peso.[19]

16. A.-M. Casteret, "La Preuve de l'arnaque par le cholésterol", in: *L'Événement du jeudi*, Paris, 21-27 maio 1992.

17. M. Guiliano, *Mulheres francesas não engordam*, São Paulo, Campus, 2005.

18. *Eating* (1990). Direção de Henry Jaglom. 110 min. DVD X4401; VHS 999:1489.

19. D. B. de Sant'Anna, "Dietética e conhecimento de si", in: M. Rago e A. Veiga-Neto (Orgs.), *Para uma vida não fascista*, Belo Horizonte, Autêntica, 2009; "Entre a loucura e a estupidez: da carne

Da sexualidade à comida

Evidentemente a relação entre sexo e comida não é nova nem imutável. Há, por um lado, inúmeros registros históricos que comprovam o quanto o apelo ao erotismo de certos pratos e rituais alimentares caracterizou numerosas culturas do passado. Por outro, a valorização da livre escolha — de alimentos e de parceiros sexuais —, independente dos desígnios religiosos e das obrigações familiares, tornou-se essencial para a constituição da autonomia. Enquanto a sexualidade foi transformada em uma chave para o entendimento da individualidade[20], a alimentação passou a ser vista, cada vez mais amplamente, como um meio de afirmar e distinguir estilos de vida.[21]

Um dos primeiros sinais reveladores dessa tendência está na crescente fotogenia adquirida pelo tema da comida na mídia.[22] A gastronomia, sobretudo, foi intensamente "glamourizada", contribuindo para divulgar a ideia de que saber

---

convulsiva ao corpo obeso", in: S. Muchail et al. (Orgs.), *O mesmo e o outro*, Belo Horizonte, Autêntica, 2013.

20. M. Foucault, *Histoire de la sexualité*, v. 1, Paris, Gallimard, 1976, p. 192.

21. O que também favoreceu a publicação de coleções sobre o assunto, assim como estudos em diversas áreas das ciências humanas. Ver, por exemplo, J.-L. Flandrin e M. Montanari, *História da alimentação*, trad. L. V. Machado e G. J. F. Teixeira, 5. ed., São Paulo, Estação Liberdade, 2007; J.-P. Poulain, *Sociologies de l'alimentation*, Paris, PUF, 2002; H. Carneiro, *Comida e sociedade: uma história da alimentação*, São Paulo, Campus, 2003.

22. Parte da fotogenia da comida foi analisada em: D. B. de Sant'Anna, "Bom para os olhos, bom para o estômago: o espetáculo contemporâneo da alimentação", in: *Pro-Posições* (Faculdade de Educação da Unicamp), v. 14, n. 2, maio/ago. 2003, p. 41-52; "Une Histoire de poids: l'obèse, le mince et le for tau Brésil", in: A. Klein

cozinhar é um prazer e não uma corveia, a prova de um estilo de vida moderno e saudável. A estética dos pratos e de todo o seu preparo aprimorou-se. O espetáculo alimentar adquiriu um apelo visual com grande valor comercial. Inúmeros chefs nacionais e internacionais exibiram com maestria esse apelo. Daí o glamour do espírito gourmet em voga, além de alguns exageros, que mais estetizam do que alimentam. Daí também o sensível crescimento do mercado editorial de livros sobre culinária e gastronomia.

Houve uma incitação internacional para ver o preparo das mais variadas comidas, falar sobre elas, imaginar seus sabores. Conforme lembrou Dória, a gastronomia passou a ser "um tema cultural tão importante quanto a moda, a sexualidade, a violência. É reivindicada como aparentada às artes, à simples nutrição, ou mesmo aos negócios".[23] Além disso, as preferências alimentares adquiriram o poder não apenas de distinguir pessoas e revelar identidades, mas, também, de mostrar o quão sensível é cada indivíduo diante, por exemplo, dos sofrimentos dos animais, do uso dos agrotóxicos na agricultura e do risco das contaminações industriais.

Outro sinal revelador daquela mudança está no interesse cada vez maior de divulgar os hábitos alimentares de qualquer pessoa, famosa ou não. É quando artistas e modelos são interrogados sobre seus regimes e seus pratos preferidos, com o mesmo interesse e constância que até então eram questionados sobre seus amores. A imprensa voltada aos cuidados com o corpo passou a dedicar boa parte de suas

---

e S. Parayre (Orgs.), *Histoire de la santé, XVIII*e*-XX*e *siècle*, Laval, PUL, 2015.

23. C. Dória, "O que é gastronomia hoje", in: *Cult*, São Paulo, ano 18, n. 198, fev. 2015.

publicações ao tema das refeições, assim como inúmeros programas de televisão e sites da internet.

A comida, assim como já havia ocorrido com a sexualidade, afirmou-se como um tema propício a embates entre as verdades mais profundas de cada um. Logo, ser gordo ou magro não deixa de revelar uma parte desses embates, seus desafios e tormentos. E, ainda, tal como ocorreu com a sexualidade, tende-se a falar de comida de maneira séria e, não por acaso, recentemente, os cursos universitários de gastronomia se espalharam pelo país, junto à proposta de uma formação científica para a área. Ao mesmo tempo, a proliferação dos regimes banalizou um vocabulário científico no campo alimentar. Carboidratos, lipídios, proteínas, vitaminas, hormônios, entre outros termos típicos do conhecimento científico, tornaram-se comuns. Sob o impacto das novas fórmulas para perder peso, baseadas na contagem das calorias, algumas refeições ganharam o aspecto de doses de medicamento, como se para cozinhar fosse preciso seguir uma bula, mais do que uma receita.

Ora, em algumas línguas, o termo "receita" aplica-se tanto à medicina quanto à culinária.[24] O equilíbrio entre ambos já foi inúmeras vezes reivindicado ao longo da história. Afinal, talvez haja alguma perda do sabor quando se come tomates unicamente devido a seus níveis de licopeno ou toma-se suco de acerola apenas com o intuito de evitar resfriados. É claro que o licopeno e a vitamina C são importantes para a saúde, mas espera-se que o ser humano saiba que comer é diferente de prescrever, tal como o sabor depende de ingredientes que vão muito além da figura de um carotenoide como o licopeno.

24. C. Fischler, *L'Omnivore: le goût, la cuisine et le corps*, Paris, Odile Jacob, 1993, p. 235.

Mas a transformação da comida em foco de problematizações também foi intensificada com a crescente valorização de um certo tipo de cozinha. Essa parte da casa conquistou a atenção da mídia e virou um lugar altamente investido pela moda, esteticamente planejado, como se fosse uma sala de visitas. Tudo muito diferente da lembrança ainda viva para muitos brasileiros das cozinhas em forma de "puxados", escuros ou quase ao ar livre, dentro das quais eram feitos trabalhos pesados, atravessados por odores fortes e fumaça.

A modernização da cozinha foi intensamente valorizada pelas reportagens sobre decoração nas revistas dirigidas às mulheres. Em 1956, a leitora brasileira já era alertada para a necessidade de considerar distante "o tempo em que as preocupações da dona de casa centralizavam-se na sala de visitas". Se ela é moderna, deve, doravante, orgulhar-se de "possuir uma cozinha-modelo".[25] Cozinhas com piso de barro batido e fogão a lenha; ou ainda, cozinhas antigas, que alguns escritores reconheciam como sendo o lugar das empregadas, muitas delas negras e pobres[26], não combinavam com a comodidade e a beleza doravante esperadas desse espaço da casa, transformado em uma espécie de vitrine da saúde, beleza e conforto conquistados por seus proprietários.

A imagem da cozinha dita moderna exigiu tapetes, quadros, peças de design e, consequentemente, uma limpeza e uma iluminação favoráveis a tornar o ato de cozinhar uma experiência passível de ser exibida para as visitas. Não por acaso, essa experiência passou a ser uma prática convidativa aos homens, dentro de um espaço doravante unissex, distante de ser secundário em termos decorativos.

---

25. *Querida*, Rio de Janeiro, n. 41, fev. 1956, p. 26.

26. E. Campos, *A gramática do paladar*, Fortaleza, Casa de José de Alencar, 1996, p. 24.

Nas últimas décadas, as "varandas gourmets" se transformaram em uma moda exposta pelo mercado imobiliário, expressando a importância de unir um "estilo repleto de qualidade de vida" com o apreço pela gastronomia. A sofisticação é vendida mesmo quando se frita um ovo, enquanto os novos programas de culinária mostram chefs célebres e charmosos com "a mão na massa". Eles sugerem que saber cozinhar é uma prova essencial do gosto pelo sucesso, pelas viagens e, sobretudo, pela *abertura subjetiva*.

Do glutão ao doente

Em 1967, a revista *Realidade* publicou um texto intitulado "As desventuras de Laudelino, o gordo". Nele, um personagem gordo desde a mais tenra idade soube pela boca de um médico que sua obesidade devia-se a um problema de metabolismo e não ao fato de ele ser um glutão. Laudelino ficou aliviado, sentiu "uma nova perspectiva que se abria", pois, conforme ele próprio contou:

> eu já não era o glutão, o devorador de três galinhas de uma assentada só, o gordo por gulodice e desídia: eu era uma pessoa que não queimava. Minha gordura tinha fundamentos científicos, o que a tornava muito menos humilhante, além de acenar com a possibilidade de soluções científicas.[27]

Nos anos 1960, a suspeita da gula não havia abandonado completamente o território da obesidade. Mas ela já havia se tornado insuficiente para explicar os corpos volumosos e

27. L. Balofin, "As desventuras de Laudelino, o gordo", in: *Realidade*, São Paulo, ano II, n. 13, abr. 1967, p. 41.

pesados, pois a obesidade aparecia cada vez mais associada às patologias cardíacas, respiratórias, digestivas, hormonais e emocionais. Foi quando os sofrimentos rotineiros dos obesos ganharam maior visibilidade na imprensa. Alguns contaram que faltavam cadeiras adequadas aos mais pesados em cinemas, barbearias e transportes públicos. Outros lembraram que frequentar piscinas e restaurantes ou partilhar com outras pessoas o espaço dos elevadores eram experiências passíveis de causar vergonha aos que pesavam mais de cem quilos. Em 1968, Jô Soares comentou as vicissitudes de quem é gordo em uma época de muitos ídolos juvenis magros. O gordo seria, segundo ele, um forte, pois precisava desde cedo aprender a conviver com vários tipos de constrangimento.[28]

O medo da balança ainda era comum entre os muito gordos, que também não conseguiam encontrar roupas prontas para seus corpos. Nas lojas, não havia, como ocorrerá mais tarde, várias sessões especializadas na moda para os tamanhos acima do número 48. Wilza Carla, por exemplo, explicou sua obesidade por problemas "de glândulas": segundo ela, quando se deu conta, já não tinha mais jeito. Para essa ex-vedete, a obesidade não se devia à uma "superalimentação".[29] Vários gordos e obesos declararam desde então que não cometiam excessos alimentares, pois seus volumosos e pesados corpos resultavam de distúrbios orgânicos, doenças das quais eles próprios desconheciam as causas. Ou seja, a patologização da obesidade era reforçada por alguns obesos, seja para defenderem-se da acusação da gula e de seus estigmas, seja para terem acesso a alguns tratamentos no serviço público de saúde.

---

28. J. Soares, "Sou gordo mas sou feliz", in: *Realidade*, São Paulo, ano III, n. 28, jul. 1968, p. 122.
29. *Jornal do Brasil*, 17 nov. 1970, p. 8.

Contudo, até a década de 1970, a obesidade ainda era considerada uma "doença de rico". Segundo um pequeno texto publicado no *Jornal do Brasil*, os obesos só podem sê-lo porque têm o que comer. Afinal, "nunca vimos pobre obeso. Mesmo um cidadão rico e obeso, ficando pobre, perde mais depressa a barriga do que o dinheiro".[30] Enquanto a obesidade era associada à fartura à mesa, à abundância alimentar e, portanto, às pessoas ricas, o pecado da gula teimava em manter-se presente. As pilhérias de quase cem anos antes mostravam que não havia grandes pudores em acusar os gulosos de ser ricos, exploradores e injustos na repartição das riquezas.

Mas esse cenário mudou, na medida em que a geografia mundial da obesidade foi quase invertida em relação às classes sociais: desde os anos 1980, as populações desfavorecidas passaram a apresentar as mais elevadas taxas de obesidade. Foi justamente nessa época que uma raiz patológica da gula insistiu em ser divulgada na mídia. Ou seja, a gula afirmou-se como sendo uma compulsão e não exatamente um pecado, o resultado ou o principal sintoma dos distúrbios alimentares, sempre acompanhada de problemas emocionais e orgânicos.

Desde então, diante de um obeso, a suspeita de que ele peca por ser guloso tende a sofrer a concorrência da hipótese de que ele "come errado". Assim, enquanto o empresário abastado do começo do período industrial era acusado de comer a mais, de comer a parte dos outros, o obeso pobre da atualidade tende a ser acusado de ignorância no ato de comer. A figura do antigo guloso rico e explorador veio a ser substituída por aquela do pobre que come errado, ignorante à mesa, vítima de sua própria "má escolha alimentar".

---

30. "Doença de pobre e de rico", in: *Jornal do Brasil*, 21 mar. 1970, p. 2.

Essa mudança de percepção contribuiu para fazer do obeso uma figura ainda mais ambivalente: por um lado, ele parece uma vítima do sistema econômico, industrial e alimentar que lhe relega alimentos de baixa qualidade, contribuindo para sua ignorância em matéria de comida. Menos do que um glutão contente com a vida, ele seria um sofredor, literalmente um miserável. Mas, por outro lado, esse suposto sofredor, doente, compulsivo e ignorante é cada vez mais estimulado a ser sujeito de seu corpo, de suas escolhas e, sobretudo, com direito a usufruir de prazeres em todas as experiências cotidianas. Por um lado ele é visto como um obeso frágil, desamparado e vulnerável. Por outro, ele é um obeso com direitos à livre escolha, incitado portanto a ter forças hercúleas, seja para emagrecer, seja para resistir às demandas que sobre ele pesam para perder peso.

Assim, a figura recente da obesidade acaba por revelar de modo espetacular um dos dilemas cruciais das sociedades liberais contemporâneas: o recuo do pecado da gula entre tantos outros pecados foi acompanhado pela assunção de prazeres, mas também por novas exigências e responsabilidades. O obeso é dessa maneira transformado em figura doente, mas que luta para ser sujeito de seu próprio corpo; alguém que é vítima e autônomo ao mesmo tempo.

A gula antiga e as patologias atuais atribuídas ao obeso evocam também dois tipos de corpo. O corpo do guloso usufruía de alguns prestígios, reais ou ilusórios. Prestígio de ser abastado, ou, no caso dos muito gordos, de ter parte com o sobrenatural, figurando portanto para além dos limites humanos. Prestígio também de poder comer bem todos os dias, de desconhecer os malefícios da fome.

Já o corpo do obeso atual sugere menos prestígios e mais descontroles. Ele é visto como quem sofre por sua incapacidade, igualmente real ou imaginada, de saber administrar seu peso e seu volume. Um corpo que padece de um dos principais "pecados" das sociedades contemporâneas: aquele de não saber investir em si mesmo com sucesso.

Medir e converter a banha

Por meio do índice de massa corporal (IMC) é possível determinar quem é obeso, quase obeso ou longe disso. E mais: com esse índice, muitos dos que eram gordos tornaram-se obesos ou pessoas com sobrepeso. Medida internacional, adotada pela Organização Mundial da Saúde (OMS) desde a década de 1990, o IMC, juntamente com o peso do corpo e a numeração das roupas, transformou-se em mais um dado numérico inventado para integrar a identidade pessoal, cuja livre *mutação* tende a ser bem-vista.

A história do IMC remonta ao século XIX, quando o matemático e astrônomo belga Adolphe Quételet realizou estudos antropométricos. Célebre promotor do uso de estatísticas, Quételet criou a noção de homem médio, mas não procurava medir os níveis de obesidade e sim a taxa de crescimento das crianças. Mais tarde, na década de 1970, com os estudos do cientista Ancel Keys, pesquisador dos efeitos da dieta na saúde, o IMC foi nomeado. Nos anos 1990, o IMC já era amplamente utilizado, juntamente com o estabelecimento das noções de sobrepeso, obesidade e obesidade mórbida. Os números de Quételet, atualizados e adaptados às mudanças sociais, criaram um léxico próprio — incluindo a palavra "sobrepeso" — e estágios diferentes de gordura e obesidade.[31] Simples de ser calculado e de baixo custo, o IMC possibilitou

31. G. Vigarello, *As metamorfoses do gordo: história da obesidade*, trad. M. Penchel, Rio de Janeiro, Vozes, 2012, p. 319.

a conclusão de que uma epidemia de obesidade assolava o planeta. Não demoraria muito para constatar que, no Brasil, a desnutrição tornava-se um problema menor do que o da obesidade.[32] Por meio do IMC foi possível conhecer o quão longe cada grupo populacional estaria em relação ao sobrepeso, à obesidade e à obesidade mórbida.

Essa nova marcação serviu para detectar a obesidade não apenas em termos mundiais, mas também dentro de escolas, empresas, clubes de lazer, concursos, etc. Ao mesmo tempo, outras tecnologias se somaram ao emprego do IMC. Entre elas, destaca-se o uso do adipômetro. Adotado em alguns concursos, clínicas e academias de ginástica, o adipômetro permite medir a espessura do tecido adiposo em várias partes do corpo. Assim, por exemplo, em 2008, uma candidata de 30 anos foi desclassificada em um concurso para Guarda Municipal em Várzea Paulista, no estado de São Paulo: seu percentual de gordura indicou que ela ultrapassava o limite de 31% estabelecido pelo edital.[33]

No mesmo ano, algumas pesquisas mostraram o aumento do sobrepeso no país e dos hábitos alimentares considerados prejudiciais à saúde. Metade da população mantinha as frituras como base das refeições.[34] Segundo Figueiredo,

> a base da alimentação da população brasileira é arroz e feijão, hábito que tem sido alterado a partir de mudanças socioeconômicas do país, quando se

---

32. Ver A. Halpern, *Pontos para o gordo*, Rio de Janeiro, Record, 2000, p. 12.
33. G. Hennemann, "Justiça garante que desclassificada por gordura volte a concurso", in: *Folha de S.Paulo*, São Paulo, ano 88, n. 29.022, 17 set. 2008, Cotidiano, p. C9.
34. "Fritura é base do prato de 50% dos brasileiros", in: *Folha de S.Paulo*, São Paulo, ano 87, n. 28.809, 17 fev. 2008, Cotidiano, p. C4.

> conseguiu uma estabilidade econômica, principalmente a partir do período de 1995-2002. Foi nessa fase que a população passou a consumir mais proteína animal, alimentos prontos ou semiprontos e com mais gordura saturada. O crescimento da participação da mulher no mercado de trabalho e do número de pessoas vivendo sozinhas também influencia a mudança dos hábitos alimentares, incluindo uma maior frequência de alimentação fora do lar.[35]

Em 2008, a Sociedade Brasileira de Cirurgia Bariátrica e Metabólica havia mapeado a obesidade e concluiu que, entre os jovens brasileiros de 18 a 25 anos, dois terços estavam acima do peso e 5% eram obesos.[36] No ranking mundial, o Brasil já era o segundo país depois dos Estados Unidos a realizar cirurgias bariátricas. Em 2009, mais de 550 brasileiros se submeteram a essas cirurgias em apenas uma semana, incluindo um terço das cirurgias de lipoaspiração. A maior parte dessas intervenções cirúrgicas foi feita pela rede particular.

Segundo a Sociedade Brasileira de Cirurgia Bariátrica e Metabólica, a história dessa intervenção no país começou nos anos 1970, com os trabalhos de Salomão Chaib, cirurgião da Faculdade de Medicina da USP. As técnicas evoluíram rapidamente, sobretudo depois dos anos 1990,

---

35. S. P. de Figueiredo, *Medicalização da obesidade: epidemia em notícia*, tese de doutorado, Instituto de Geociências, Campinas, Unicamp, 2009, p. 27-28.

36. C. Araújo, "Cada vez mais feios e gordos", in: *Folha de S.Paulo*, São Paulo, ano 88, n. 28.970, 27 jul. 2008, Jovem Século 21, p. 12. Destaca-se que, entre 2006 e 2008, por meio do Ministério da Saúde, foram feitas as pesquisas Vigitel (Vigilância de Doenças Crônicas por Inquérito Telefônico), que revelaram o aumento do peso da população em várias regiões do Brasil.

oferecendo maior segurança aos pacientes operados.[37] Uma parte da defesa das cirurgias bariátricas, indicadas para pessoas com IMC igual ou maior a 40, consiste no fato de essas intervenções cirúrgicas representarem um gasto bem menor ao serviço público de saúde do que o custo com as complicações da obesidade. E, segundo Varella, desde 1991, há um consenso internacional sobre quem deve se submeter à referida cirurgia.[38]

À medida que as complicações resultantes da obesidade conquistaram espaço nos meios de comunicação de massa, a figura do obeso mórbido ganhou destaque. Em programas de televisão seus sofrimentos foram revelados, incluindo a dificuldade para andar e utilizar os mais diversos espaços e equipamentos urbanos. Caixões para obesos mórbidos logo apareceram como um filão do mercado dirigido às suas mortes. A imensidão de seus corpos deixou de ser vista como simplesmente "um fenômeno curioso" para adquirir traços de morbidez. Diante da divulgação crescente de suas imagens em revistas, documentários e filmes, corre-se o risco de concluir que todos os obesos mórbidos se igualam por meio de suas aparências e doenças. Como se, ao ver um deles, independente de seu sexo e de sua personalidade, fosse possível adivinhar como são todos os outros.

Mas a progressiva difusão dos problemas e das imagens da obesidade mórbida também contribuiu para assustar aqueles que são obesos e gordos. Os mórbidos teriam se transformado no final de uma linha rumo à qual todos os tipos mais gordos

37. "História da cirurgia bariátrica no Brasil", in: *SBCBM.org.br*. Disponível em: <http://www.sbcbm.org.br/wordpress/pagina-exemplo/historia-da-cirurgia-bariatrica/>. Acesso em: 5 abr. 2016.

38. D. Varella, "Cirurgia da obesidade", in: *Folha de S.Paulo*, São Paulo, ano 87, n. 28.654, 15 set. 2007, Ilustrada, p. E14.

poderiam um dia escorregar. Ou ainda, o obeso mórbido seria a expressão de doenças que qualquer gordo poderia vir a sofrer, do diabetes aos acidentes vasculares, passando pela apneia obstrutiva do sono e a hipertensão. A visibilidade da figura do obeso mórbido tendeu portanto a contaminar as várias imagens de obesos e gordos.

Em 2003, quando a OMS publicou um relatório sobre nutrição, dieta e prevenção de doenças crônicas não transmissíveis, a obesidade mórbida afetava cerca de 3% da população brasileira e em vinte anos a obesidade infantojuvenil havia crescido 240%.[39] No Brasil, e em muitos países afetados pela obesidade, combatê-la adquiriu diferentes aspectos, inclusive o do treinamento militar: diante dos riscos da obesidade insistentemente divulgados, vários obesos foram convocados a uma suada *conversão*. Tanto quanto a conversão religiosa, esta supõe lágrimas, fé, suspiros e compensações. Nos Estados Unidos, em 2004, surgiu o *The Biggest Loser*, que contribuiu para transformar os regimes de emagrecimento em *reality show*. Em programas desse tipo, trata-se de derrotar o corpo obeso junto com a baixa autoestima a ele atribuída. Para isso, existem desde cirurgias bariátricas até um variado cardápio de regimes e programas de atividade física.

Entretanto, não é apenas para os obesos que a ideia de modificar a forma física adquire o aspecto de uma conversão e de uma busca da vitória sobre si mesmo. Os adeptos de treinos intensos e longos dentro das academias de ginástica também vivem algo semelhante. No caso feminino, o músculo entrou

39. *Folha de S.Paulo*, São Paulo, ano 87, n. 28.736, 6 dez. 2007, Equilíbrio, p. 14; e ano 83, n. 27.266, 27 nov. 2003, Equilíbrio, p. 6.

na arena da beleza, transformando as antigas "forçudas"[40] em mulheres adaptadas aos novos tempos de muito combate no trabalho e nas disputas amorosas. A seguir, a massa muscular foi elevada à condição de índice principal da saúde e da beleza também para idosos.[41]

Nos anos 1990, emergiu com força a imagem midiática de um corpo assimilado a uma "plataforma de recursos", sempre disponível a render mais. Para gordos, barrigudos e obesos, a figura do sedentário, real ou imaginado, virou uma espécie de "déficit" arriscado, uma sombra pessimista diante das reluzentes imagens dos esportistas esguios e bem-dispostos divulgadas pela publicidade.[42] Difícil escapar do medo de ser incluído na lista negra do sedentarismo, uma vez que "o suor entrou na moda", segundo uma percepção econômica e empresarial do próprio corpo.[43]

Há pouco tempo, a American Medical Association (AMA) reconheceu oficialmente a obesidade como uma doença.[44]

---

40. S. V. Goellner, "Bela, maternal e feminina: imagens da mulher na *Revista Educação Physica*", in: *Movimento* (Revista da Escola de Educação Física da UFRGS), Ijuí, v. 9, n. 3, 2003.

41. D. B. de Sant'Anna, "Corpo em gestão", in: *Estadão* (*on-line*), Aliás, 27 jun. 2015. Disponível em: <http://alias.estadao.com.br/noticias/geral,corpo-em-gestao,1714514>. Acesso em: 27 jun. 2015.

42. Ver A. B. Fraga, *Exercício da informação: governo dos corpos no mercado da vida ativa*, Campinas, Autores Associados, 2006.

43. D. B. de Sant'Anna, *O prazer justificado: história e lazer*, São Paulo, Marco Zero, 1994, p. 80-85; também: "Corpo em gestão", in: *Estadão* (*on-line*), Aliás, 27 jun. 2015. Disponível em: <http://alias.estadao.com.br/noticias/geral,corpo-em-gestao,1714514>. Acesso em: 27 jun. 2015.

44. A. Pollack, "A.M.A. Recognizes Obesity as a Disease", in: *New York Times* (*on-line*), 18 jun. 2013. Disponível em: <http://www.nytimes.com/2013/06/19/business/ama-recognizes-obesity-as-a-disease.html?_r=0>. Acesso em: 10 abr. 2016.

Obesos seriam aqueles com um IMC acima de 30.[45] Desse modo, quem possui 30 de IMC passou a ser considerado obeso. A obesidade não era mais uma exceção. O sobrepeso, por sua vez, tendeu a se aproximar do que é banal e regular. O obeso outrora fenomenal e próximo às bizarrices circenses tornou-se comum, familiar. Mais e mais obesos de ambos os sexos foram notados à luz do dia, nas ruas e em locais de trabalho. O mesmo ocorreu com as crianças obesas, dentro e fora das escolas, com seus corpos expostos em praias e piscinas. Também foram iniciadas várias lutas, vindas dos próprios obesos, para ser aceitos como pessoas normais.

Quando Olívia Palito foi internada

A fotografia da francesa Isabelle Caro, nua, para uma campanha contra a anorexia, ficou célebre. Morta aos 28 anos, ela tinha sido fotografada em 2007, por Oliviero Toscani, com o intuito de chamar a atenção para as consequências daquela doença que a levou ao coma em 2006, quando pesava apenas 25 quilos.[46] Nesse mesmo ano, morreu a modelo brasileira Ana Carolina Reston, aos 21 anos, também vítima da anorexia.

45. OMS, "Obesity: Situation and Trends", in: *World Health Organization (on-line)*, [s.d.]. Disponível em: <http://www.who.int/gho/ncd/risk_factors/obesity_text/en/>. Acesso em: 19 abr. 2016.

46. "Morre ex-modelo francesa famosa pela luta contra a anorexia", in: *ModelsBrasil.com*, nov. 2010. Disponível em: <http://www.modelsbrasil.com/morre-ex-modelo-francesa-famosa-pela-luta-contra-a-anorexia>. Acesso em: 23 dez. 2015. Ver também B. Andrieu, "Le Marché du corps volumineux", in: G. Vigarello et al., *Corps en formes*, Paris, CNRS ed., 2013, p. 90.

Essas jovens não foram as primeiras anoréxicas divulgadas pela mídia. Desde os anos 1980, o tema da anorexia marcou uma presença crescente em jornais e incluiu a morte de celebridades. Vários casos foram descobertos, incluindo regimes exacerbados, rigores em nome de um corpo considerado "perfeito", resultando em internações e mortes. Famoso foi, por exemplo, o caso da cantora americana Karen Carpenter, morta em 1983, devido às complicações daquela doença, ainda deveras estranha para muitos brasileiros, bem menos compreensível do que a obesidade. Jornais de vários países noticiaram a morte de Carpenter com tristeza e indignação. Descobriu-se, por exemplo, que a atriz Jane Fonda, no começo da carreira artística, tinha sofrido de anorexia e bulimia.[47] E ainda, em 1982, Lady Di, ao revelar um emagrecimento súbito, despertou a suspeita de estar anoréxica.[48]

A anorexia possui uma história movimentada, repleta de mudanças nas maneiras de conceber o corpo, o desejo e a vida adulta. Há pesquisadores que narram casos antigos, classificados como "anorexia sagrada", vivida por religiosas e incluindo estados de inanição e mortes.[49] Os relatos médicos sobre a anorexia surgiram no século XVII, mas, segundo Brumberg, ninguém antes de Freud tinha, tal como ele, associado explicitamente a anorexia à sexualidade.[50] Ela também ganha relevância na medida em que aumentou a aversão aos gordos e obesos. Nos Estados Unidos,

47. Ibidem, p. 103.

48. "Irreconhecível Lady Di, a princesa emagrece e a Inglaterra se abate", in: *Jornal do Brasil*, Rio de Janeiro, ano XCII, n. 253, 17 dez. 1982, Caderno B, p. 1.

49. R. M. Bell, *Holy Anorexia*, Chicago, University of Chicago Press, 1985.

50. J. J. Brumberg, *Fasting Girls: The History of Anorexia Nervosa*, Nova York, Vintage Books, 1989, p. 213.

"a batalha contra a gordura teve início entre 1890 e 1910"[51], mas a crítica aos gordos foi intensificada quando os criminologistas passaram a considerar o peso do corpo um indicador do caráter de cada indivíduo suspeito e, ainda, quando as empresas de seguro decidiram fazer uso daquele peso para designar as especificidades morais de cada pessoa.[52]

Ainda no território norte-americano, em 1916, a American Dietetic Association elaborou os primeiros guias nutricionais para classificação dos alimentos em grupos. Tais guias tornaram-se uma referência importante para as políticas de saúde pública em diversos países, inclusive no Brasil. Eles serviram para orientar os consumidores na escolha de uma dieta considerada "cientificamente balanceada", com cinco tipos de nutrientes básicos: carboidratos, lipídeos, proteínas, minerais e ácidos orgânicos.

Na imprensa nacional, o termo "anorexia" designou durante anos a neurastenia e a falta de apetite, típica de algumas doenças. Às vezes, contudo, recomendava-se tratar a anorexia e a bulimia com "regime de engorda" e, ainda, com banhos de mar. O contato do corpo com o refrigério da água salgada favorecia, segundo alguns médicos dos anos 1910, a cura da bulimia e da anorexia, mas também da obesidade e do reumatismo.[53]

Nas revistas, o termo "bulimia" era raro. Durante a primeira metade do século passado, ele apareceu poucas vezes. Uma delas foi nesta curiosa narrativa: Durante o Segundo

---

51. P. N. Stearns, *Fat History: Bodies and Beauty in Modern West*, Nova York, N. Y. University, 1997, p. 12.

52. H. Schwartz, *Never Satisfied: A Cultural History of Diets, Fantasies and Fat*, Nova York, Free Press, 1986 (livro considerado pioneiro sobre a história social das dietas).

53. R. Manso, "Banhos de mar", in: *Gazeta de Notícias*, Rio de Janeiro, ano XXXVI, n. 31, 31 jan. 1911, p. 1.

Reinado, houve um baile à fantasia no salão do Paço da capital do Império. Um mascarado, magro, com roupa de dominó verde, atraiu a atenção de vários convidados. Pois havia um imenso *buffet* e o dito sujeito demonstrou um "apetite de Gargântua". Comia muito, "era um fenômeno". Um supersticioso chegou a cogitar que estava ali "o diabo em pessoa". Como podia caber tanta comida naquele corpo? Até que um médico pensou estar diante de um caso de bulimia. Então resolveu seguir o dominó, quando este saiu da sala. Tomou cuidado para não ser visto. Seguiu-o descendo as escadas e avistou-o falando aos guardas que estavam fora da festa. Então, descobriu o mistério: o dominó retirou a fantasia e passou-a para outro companheiro seu. Os soldados da guarda estavam sem comer, ninguém lembrou de lhes servir a ceia. Por isso, eles arrumaram esse estratagema. Quando o imperador soube, achou graça e providenciou que lhes servissem a ceia.[54]

O leitor atual surpreende-se ao saber que a razão da comilança era apenas a fome de um batalhão e não um caso de bulimia. Em 1913, era de fato a fome que marcava o imaginário e a realidade do Brasil, mais do que os transtornos alimentares divulgados depois de 1970. Em 1974, por exemplo, a revista *Veja* referiu-se à anorexia verificada entre estudantes inglesas e americanas.[55] Na década seguinte, a revista *Nova* publicou um artigo intitulado "Quando comer, ou não comer, é uma doença". Nele, a anorexia e a bulimia apareceram como fatores relacionados à moda imperativa dos corpos esguios.[56] Esse artigo foi um dentre os vários publicados na mesma época sobre o assunto e, desde então,

54. *Careta*, Rio de Janeiro, ano VI, n. 240, 4 jan. 1913, p. 26.

55. *Veja*, São Paulo, n. 314, 11 set. 1974, p. 66-67.

56. Artigo de P. Dranov, *Nova*, maio 1984, p. 102-105.

o tema floresceu em diversas áreas do conhecimento, dentro e fora da universidade.[57] Com a internet, os sites pró-ana e pro-mia, favoráveis à anorexia, confirmaram a complexidade do problema. Numerosos estudos divulgaram o quanto a doença envolvia a biologia, a psicologia e o contexto social. E, não por acaso, a palavra "anorexia" começou a ser utilizada em diferentes situações: "anorexia econômica", "anorexia dos partidos", "anorexia empresarial" e anorexia sexual. As adolescentes esquálidas nas passarelas passaram a sugerir a possibilidade dos distúrbios alimentares, o que sem dúvida era uma ameaça ao brilho dos desfiles e daquele grande e lucrativo negócio.

Para complicar ainda mais a situação das magricelas, justamente nos anos 1980, o advento da aids transformou as silhuetas muito magras em figuras suspeitas. A magreza parecia evocar uma morbidade pior do que os antigos problemas associados até então à sua realidade. A aids seria a responsável por uma magreza esquálida, exposta nas aparências dos artistas doentes. Já a anorexia parecia uma ameaça a pesar principalmente sobre as adolescentes, um risco cuja presença era anunciada sempre que elas recusavam um prato de comida. As diferenças entre a magricela e a anoréxica estavam sendo, em certa medida, borradas. Por exemplo, em março de 2012, os parlamentares israelenses votaram uma lei proibindo o emprego de pessoas muito magras em desfiles e na publicidade.[58] Eles cobraram a apresentação de um

57. Ver, por exemplo: H. Bruch, *Eating Disorders: Obesity, Anorexia Nervosa and the Person Within*. Nova York: Basic Books, 1973; R. M. Bell, op. cit.; M. H. Fernandes, *Transtornos alimentares: anorexia e bulimia*, São Paulo, Casa do Psicólogo, 2006.

58. "Israel la fin des manequins maigres: la différence entre mince et trop maigre. C'est la différence entre la vie et la mort", in: *Alliance* (*on-line*), 20 mar. 2012. Disponível em: <http://www1.alliancefr.

certificado médico no qual não era admitido um IMC das modelos inferior a 18,5. Conforme Raquel Adatto, uma das deputadas envolvidas com a lei, "a beleza não deve ser anoréxica". A diferença entre a anoréxica e a magra representaria justamente a separação entre a vida e a morte. Mas como estabelecê-la? No dia 17 de dezembro de 2015, alguns deputados franceses, por exemplo, votaram uma lei estipulando que a atividade de manequim ficaria condicionada a um atestado médico. Esse documento deveria atestar o estado de saúde da manequim e seu índice de massa corporal. A infração à lei seria passível de seis meses de prisão e 75 mil euros de multa. Recentemente, por exemplo, uma propaganda da marca italiana Gucci foi proibida no Reino Unido por trazer fotos de uma modelo "magra de modo não saudável".[59]

Contudo, os sites e blogs que exaltam a anorexia como estilo de vida possibilitam o contato pela internet de jovens desejosas de emagrecimento, tocadas por um receio mórbido de engordar. Mais um motivo para que a atenção à jovem magra no universo da moda comece a levantar suspeitas sobre a anorexia.

Diante da força de tais suspeitas, tão atuais, caberia imaginar que não seria mais possível olhar para a antiga e singela personagem chamada Olívia Palito sem um traço de desconfiança. Principalmente para quem nasceu depois de 1980, talvez seja muito natural perguntar: afinal, a mulher do Popeye seria apenas magricela ou tratava-se de uma anoréxica?

---

com/actualites/israel/israel-la-fin-des-manequins-maigres-la-difference-entre-mince-et-trop-maigre-c-est-la-difference-entre-la-vie-et-la-mort-5019458>. Acesso em: 23 dez. 2015.

59. "Agência proíbe anúncio da Gucci com modelo 'esquelética'", in: *BBC Brasil (on-line)*, 6 abr. 2016. Disponível em: <http://www.bbc.com/portuguese/noticias/2016/04/160406_anuncio_modelo_magra_rm.shtml?ocid=socialflow_twitter>. Acesso em: 7 abr. 2016.

Big, dog e "refri" no país do X-tudo

A profusão espetacular dos regimes e temores diante da obesidade ocorreu ao mesmo tempo que uma série de estímulos para engordar foi difundida pela publicidade, junto ao aumento do fast-food. Nesse aspecto, é conhecido o caso do McDonald's nos Estados Unidos, com o seguinte "mantra":

> vender uma porção maior por um custo marginal menor, estratégia copiada por outras empresas e que incitou os frequentadores dessas redes de fast-food a comer mais. Doses grandes de refrigerante e batata frita tornaram os copos e os hábitos antigos insuficientes.[60]

O McDonald's foi eleito um grande "emblema" da globalização comercial no terreno alimentar.[61] Várias críticas foram feitas à sua existência, incluindo as condições de trabalho oferecidas pela empresa, a qualidade da comida servida e até mesmo a tendência em infantilizar adultos, tornando os alimentos uma brincadeira com efeitos nefastos para a saúde.

Ao mesmo tempo, a tendência em aumentar as doses de vários lanches e refrigerantes, respondendo aos apelos de baratear os produtos, se alastrou mundialmente. No Brasil, em 1976, a Brahma lançou a embalagem retornável de um litro para sua linha de refrigerantes. A seguir, surgiu a garrafa de um litro e meio. Outros produtos seguiram o mesmo caminho. Por exemplo, os sacos de pipoca vendidos nas salas

---

60. B. Popkin, *O mundo está gordo*, São Paulo, Elsevier, 2009, p. 36.
61. P. Rossi, *Manger, besoin, désir, obsession*, trad. P. Viguetti, Paris, Arléa, 2012, p. 109.

de cinema ganharam o aspecto de baldes portáteis. A incitação a emagrecer ocorreu em paralelo com uma crescente tentação para comer mais doces e salgados, cujas imagens publicitárias eram cada vez mais imperativas, como se fossem alheias aos riscos da obesidade.

Essa aparente contradição também aconteceu em outras searas. Por exemplo, a organização alimentícia International Life Science Institute foi criada em 1978, sob a liderança do vice-presidente internacional da Coca-Cola, Alex Malaspina. A indústria de alimentos financiava e desenvolvia iniciativas ligadas à atividade física, como por exemplo o Step Diet Program, que estimulava até mesmo o uso do pedômetro para contar os passos dados diariamente. O amplo desenvolvimento industrial da comida criava o que foi chamado de junk food mas, ao mesmo tempo, divulgava maneiras ditas "saudáveis" para não engordar.

Entretanto, a incitação para emagrecer acompanhada dos estímulos para engordar não ocorreu da mesma maneira em todos os países. No Brasil, era o caso de dizer, nem todo fast-food foi *fast*. E nem todos representaram uma medida de economia. Além disso, uma parte do fast-food atualizou o que lhe antecedia: a comida de rua. Esta faz parte de uma tradição importante em todo o Brasil. É a partir dela que os grandes e suculentos sanduíches dos dogueiros, por exemplo, adquiriram fama e clientela.

Em São Paulo, a profissão de dogueiro foi regularizada pela prefeitura em 2002. Ela integra uma rede de carros-lanchonetes espalhados pela cidade. O hot dog ganhou com eles uma versão própria, incluindo milho, batata, cenoura, entre outros ingredientes. Ocorreu com o hot dog algo similar ao que aconteceu com a pizza, hoje disponível em sabores variadíssimos, incluindo doces e salgados, verduras, carnes e muito queijo. Pertencem ao reino do "delivery", integram refeições à mesa e fora dela, adaptam-se a talheres ou são diretamente levadas à boca, aos pedaços.

Já os dogueiros atendem milhares de estudantes e também os mais diferentes tipos de profissionais atraídos pelo preço e a possibilidade de satisfazer o apetite e o paladar. Os sanduíches vendidos nessas "lanchonetes motorizadas" são, em geral, regados com molho ao gosto do freguês. Há dogueiros que oferecem sanduíches com tamanho P, M, G, outros em que a conversa com o cliente serve para dosar a quantidade e o tipo do recheio, de acordo com as preferências e os preços. Mais recentemente aumentou a procura pelos *food trucks*, caminhões que vendem comida em trailers e automóveis que mais "parecem uma casa".[62]

O hambúrguer também adquiriu formas e recheios inusitados, incluindo ingredientes locais e internacionais. O famoso "X-tudo" diz muito sobre a necessidade de fazer do sanduíche uma refeição considerada completa, capaz de saciar a fome e o paladar.[63] O X-tudo pode ser tão grande ou maior do que o Big Mac do McDonald's. Mas, diferente deste, o X-tudo não possui a mesma fórmula básica em todos os lugares. Sua "natureza" é justamente a de variar. O X-tudo, como o próprio nome diz, é uma composição sem fórmula fixa, a não ser a necessidade de haver pão e algum tipo de carne, embora existam versões vegetarianas.

O X-tudo, a garrafa pet de refrigerante e os famosos "dogs" possuem histórias distintas, mas todos integraram um universo de comidas de rua há muito existente, feitas

---

62. M. Flores, "Cresce a demanda em oficinas de 'food truck'", in: *Folha de S.Paulo*, São Paulo, ano 94, n. 31.157, 23 jul. 2014, p. F4.

63. X-Tudo também foi o nome de um programa de televisão infantil exibido originalmente pela TV Cultura, a partir de 1992, produzido pelo Sesi.

com o pastel de feira e a garapa, o churrasquinho, o acarajé, a tapioca, entre outros salgados e bebidas tradicionalmente vendidos no espaço público das cidades brasileiras.

Os refrigerantes e os grandes sanduíches se transformaram em alimentos mostrados junto aos mais gordos, servindo de ilustração e alerta em reportagens sobre a obesidade e os distúrbios alimentares. É possível supor que, após alguns anos de divulgação cotidiana de tais imagens, tenha ocorrido uma naturalização da associação entre obesos e sanduíches grandes; como se fosse completamente natural supor que a presença de um levasse necessariamente ao outro.

Entretanto, o X-tudo possui vinculações que ultrapassam a imagem do obeso. Sua herança não está apenas na recente voga do fast-food, mas também, como mencionado acima, na tradicional comida de rua. Por isso, ele expressa o atual mundo da valorização da livre escolha, mas também um conhecido costume de misturar produtos, desvencilhados de qualquer receita original. No X-tudo cabe o que não entra em outros sanduíches.

Nesse aspecto, uma parte do que é o X-tudo lembra um prato antigo, embora bem diferente dos sanduíches. Trata-se do popular mingau, cuja diversidade de tipos e composições integrou durante séculos a alimentação de milhares de gordos e magros brasileiros.[64] Foi ele, o mingau, que serviu milhares de vezes para engordar os magrinhos feito linguiça e saciar a fome dos gordinhos, logo pela manhã, antes da labuta diária.

---

64. Sobre a tradição brasileira do mingau, ver L. da C. Cascudo, *História da alimentação no Brasil*, v. 2, São Paulo, Edusp,1983, p. 594.

Obeso antiecológico

Em 1923, o jornal brasileiro *O Paiz* publicou um artigo intitulado "Imposto sobre a banha":

> Sim senhores: sobre a banha... humana. A idéa vem da Suecia, onde, pensava-se, só havia criaturas esbeltas, desempenhadas, de talhe esguio, por serem as gentes scandinavas geralmente dadas ao sport methodico. Pois enganámo-nos. É de lá que vem a idéa de uma taxa fiscal sobre a obesidade. Extravagancia de europeus? Parece que não. Pelo menos, o autor da idéa afirma que ella se estriba em razões moraes e hygienicas indiscutíveis. Para elle, um ventre proeminente é o symbolo da preguiça, do egoísmo, da glutoneria... Ah! Se fosse possível generalizar impostos sobre os defeitos physicos e imperfeições moraes da criatura humana! Não haveria tesouro publico arrebentado... Mas... não é injusto um tributo fiscal sobre a obesidade? Nem toda gente é obesa por culpa sua. Pois não ha tantos que não têm culpa de serem bonitos?[65]

A ideia de tributar a obesidade causava estranheza entre os brasileiros. Mesmo nos anos 1930, quando a inspiração eugênica levou escritores como Berilo Neves a defender um imposto sobre vários tipos físicos que fugiam do que ele considerava correto esteticamente, a obesidade estava longe de ser considerada uma epidemia mundial e ainda era raro estreitar o vínculo entre gordura corporal e imposto, ou ainda, entre peso do corpo e preço, obesidade e prejuízo social.[66]

---

65. *O Paiz*, Rio de Janeiro, ano XXXIX, n. 13.996 e 13.997, 14 e 15 fev. 1923, p. 4.

66. O jornalista Berilo Neves escreveu vários artigos sobre o que fazer, segundo ele, com os feios e gordos. Ver, por exemplo, "Louras e

Essas associações tornaram-se mais comuns quando foi divulgado que o impacto econômico da obesidade aproximava-se daquele causado pelo tabagismo. Logo, a ideia dos prejuízos ganhou em complicações.

Por exemplo, enquanto alguns produtores de refrigerante insistiam nos malefícios da vida sedentária, educadores, médicos e nutricionistas atentavam para a necessidade de modificar a alimentação, reduzir ou abandonar o consumo de refrigerantes e alimentos muito processados, em favor de mais cereais, verduras e frutas frescas. Grandes empresas ligadas ao ramo alimentar como a Nestlé começaram a investir na propaganda contra a obesidade e em favor de uma vida saudável. Em vários países, a relação entre obesidade e aumento de fast-food foi divulgada pela mídia. No México, por exemplo, desde 2000, houve um aumento impressionante tanto no número de obesos quanto no consumo de refrigerantes, especialmente de Coca-Cola.[67] Chegou-se a anunciar uma "cocacolização" do país, justamente quando 70% de sua população passou a ter sobrepeso.[68]

Entre as várias causas da obesidade, é certo que ela foi favorecida pela progressiva introdução de alimentos muito processados nas refeições, juntamente com a ingestão de refrigerantes em quantidades nunca antes consumidas.

---

morenas", in: *Revista da Semana*, Rio de Janeiro, ano 35, n. 4, 6 jan. 1934, p. 22 e 23.

67. T. Rosenberg, "How One of the Most Obese Countries on Earth Took on the Soda Giants", in: *The Guardian* (*on-line*), 3 nov. 2015. Disponível em: <http://www.theguardian.com/news/2015/nov/03/obese-soda-sugar-tax-mexico>. Acesso em: 2 abr. 2016.

68. M. Verza, "The 'Coca-Colization' of Mexico, the Spark of Obesity", in: *Periodismo Humano* (*on-line*), 5 mar. 2013. Disponível em: <http://english.periodismohumano.com/2013/03/05/the-coca-colization-of-mexico-the-spark-of-obesity/>. Acesso em: 2 abr. 2016.

A gravidade da obesidade entre as camadas sociais de baixa renda, incluindo as crianças, tornou-se uma prova contundente de como os alimentos e bebidas industrializados de baixo custo favoreceram o aumento de peso.[69] Principalmente depois de 2000, a imprensa de modo geral divulgou o quanto o Brasil havia ingressado na era dos obesos, vários deles, aliás, desnutridos.

A obesidade relacionada diretamente às dificuldades financeiras também sensibilizou os pesquisadores de diferentes áreas do conhecimento.[70] Por meio de suas investigações, tornou-se inegável perceber o quanto milhares de brasileiros possuem poucas possibilidades reais para cozinhar em casa, pois, além do custo no orçamento que os bons alimentos representam, após uma ou duas jornadas de trabalho cansativo, o mais tentador é aderir à praticidade dos bolos, pizzas e salgados comprados prontos. Não admira portanto que esses brasileiros, fatigados diariamente, esperem da comida e da bebida tudo o que o dia lhes roubou. Não espanta que a ingestão de um refrigerante, por exemplo, sirva como uma compensação imediata dos prazeres não vividos, do conforto constantemente negado, da doçura e do frescor que durante o dia lhes faltou.

As causas econômicas e sociais da obesidade não apagam contudo a tendência em associá-la a um ônus social e a prejuízos para o meio ambiente. Desde que uma consciência ecológica foi difundida pelos meios de comunicação de

---

69. M. D. Barba, "Brasil pode se tornar país mais obeso do mundo em 15 anos", in: *BBC Brasil* (*on-line*), 26 ago. 2015. Disponível em: <http://www.bbc.com/portuguese/noticias/2015/08/150826_obesidade_infantil_mdb>. Acesso em: 20 mar. 2016.

70. Ver V. A. Ferreira e R. Magalhães, "Obesidade e pobreza: o aparente paradoxo: um estudo com mulheres da Favela da Rocinha", *Cadernos de Saúde Pública*, Rio de Janeiro, v. 21, n. 6, nov./dez. 2005.

massa, colocando na ordem do dia a necessidade de cada ser humano reduzir o consumo dos recursos naturais e também dos produtos industrializados em benefício do planeta, a obesidade tendeu a ser interpretada como algo antiético, que custa caro ao meio ambiente. Os obesos passaram a ser vistos como aqueles que consomem mais recursos do que os demais indivíduos. Sobre eles passou a pesar a acusação de produzirem mais lixo, de ocuparem mais espaço e de gastarem mais combustível do que os não obesos.[71]

Assim, por um lado, há um número cada vez maior de pesquisas mostrando o quanto o meio ambiente influencia — positiva e negativamente — no peso e na saúde das populações. Por outro, há a tendência mais recente em supor que cada obeso representaria quase o dobro nas despesas de um ser humano não obeso, em termos de saúde pública e também de recursos consumidos. Nessa direção, ao escrever um texto intitulado "Quem pesa mais, paga mais", o filósofo Peter Singer perguntou:

> O peso de uma pessoa diz respeito somente a ela? Deveríamos simplesmente nos tornar mais tolerantes quanto à diversidade de formas corporais? Não me parece. A obesidade é um assunto ético, pois um aumento do peso de alguns impõe custos aos outros.[72]

---

71. Ver, por exemplo, J.-P. Allonsius e B. Van Damme, "L'Obésité, un crime écologique? Relisez le chat", in: *La Libre* (*on-line*), 13 jan. 2010. Disponível em: <http://www.lalibre.be/debats/opinions/l-obesite-un-crime-ecologique-relisez-le-chat-51b73029e4b0de6db975000e>. Acesso em: 12 abr. 2016.

72. P. Singer, "Wheigh More, Pay More", in: *Project Syndicate*, 12 mar. 2012. Disponível em: <https://www.project-syndicate.org/commentary/weigh-more--pay-more>. Acesso em: 10 jun. 2016.

Singer propõe que os passageiros de viagens aéreas paguem de acordo com o próprio peso. Segundo ele, não se trata de uma punição e sim de não lesar os demais passageiros que pesam menos. A empresa Samoa Air já estipulou o pagamento de acordo com o peso do passageiro. Outras companhias aéreas passaram a oferecer poltronas maiores para os obesos em suas aeronaves, e evidentemente elas representam um custo mais alto da passagem para eles.

Se taxar os gordos e obesos é uma proposta antiga, foi somente nas últimas décadas que a obesidade passou a ser encarada como um prejuízo ecológico, uma afronta ao equilíbrio do meio ambiente. Nascia, portanto, a figura do obeso poluidor, alheio às carências da Terra, ou seja, um ser antiecológico porque consumiria excessivamente os recursos naturais e industriais quando comparado com os mais magros.

Obesos afirmativos

Epidemia mundial, doença endêmica, patologia de foro nutricional, a obesidade não cessa de ser objeto de novas pesquisas e de críticas. A partir de 2003, quando o relatório da OMS já mencionado mostrou que havia uma responsabilidade das indústrias alimentares pelo aumento da obesidade no mundo, as grandes empresas daquele setor acirraram a disputa pelo mercado dos produtos ditos saudáveis.[73] O tema conquistou prioridade nas agendas da saúde pública

73. OMS, "Diet, Nutrition and the Prevention of Chronic Diseases", *Technical Report Series n. 916*, Genebra, OMS, 2003.Ver também: NaturaCoach, "Comment les industriels vous font grossir: produits light, allégés, alicaments..." (vídeo), 19 jan. 2013. Disponível em: <https://www.youtube.com/watch?v=BXxqAQIMl8M>. Acesso em: 25 abr. 2016.

de diversos países e admitiu-se, cada vez mais facilmente, que o aumento dos obesos no mundo é um revelador importante das mudanças dos hábitos alimentares ligados ao junk food e ao sedentarismo.

Mas as posições entre os que estudam a matéria se dividem, pois há aqueles que denunciam o quanto o mundo vem se tornando obeso e carente de políticas públicas até os defensores do direito de ser obeso, quase uma atualização da antiga crença que dizia ser a gordura uma formosura. Na verdade, a definição da obesidade como doença e epidemia mundial não deixou de provocar polêmicas. Há, por um lado, os defensores dos tratamentos médicos e que percebem os obesos como sendo indivíduos com grande propensão para desenvolver diabetes, hipertensão, entre outras patologias. Por outro lado, há quem sustente que a transformação da obesidade em doença representa uma maneira de dificultar o seu combate pelos próprios obesos. Isso porque, se a obesidade é uma doença, os obesos são vistos como doentes e convocados a ser pacientes de um tratamento médico. Se ela não é uma doença, o cenário muda, não apenas para os obesos, mas para todos os que são classificados dentro do sobrepeso. Na mesma direção, quando se considera a obesidade um diagnóstico, sem classificá-la como doença, acredita-se que seja possível dispensar muitos obesos e gordos do emagrecimento prescrito por médicos.

Ou seja, se hoje existe uma crítica contundente à transformação da maior parte de diagnósticos em doenças, há também quem defina a obesidade como uma patologia crônica, que não tem cura, apenas controle. Esta última posição está sustentada por dados conhecidos sobre o estado da obesidade no mundo. Por exemplo, segundo a OMS, 2,6 milhões de pessoas morrem todos os anos devido às doenças provocadas pelo excesso de peso.[74] A distribuição da gordura no corpo obeso logo se afirmou como um índice de leitura dos tipos de patologias que podiam acometê-los. Por exemplo, houve a afirmação de que a *obesidade androide* — com concentração de gordura na parte superior do corpo — é mais perigosa do que a *obesidade genoide*, cuja gordura fornece ao corpo o aspecto de uma pera.[75]

Diante de tamanha tragédia representada pela figura do obeso atual, repleto de patologias, não espanta que a recusa em considerar a obesidade uma doença tenha conquistado um espaço crescente em forma de blogs e sites, resultando, ao mesmo tempo, em pesquisas no universo acadêmico, como ocorreu com a formação dos *fat studies*. Esse domínio interdisciplinar é atravessado por um ativismo de defesa dos direitos e das aparências dos mais gordos e obesos. Suas pesquisas favoreceram a positividade atribuída à moda *plus-size* e os trabalhos artísticos de valorização das silhuetas grandes, que não cabem em roupas dos tamanhos P-M-G. Além disso, associações como a National Association to Advance Fat Acceptance (NAAFA), criada em 1969, reúnem estudos acadêmicos e um ativismo voltado a apoiar pessoas obesas estimulando a "despatologizar" a obesidade.[76] Saguy,

---

74. N. Ariede, "Obesidade é doença crônica e deve ser controlada durante toda a vida", in: *Globo.com* (*on-line*), *Jornal Hoje*, 10 out. 2013. Disponível em: <http://g1.globo.com/jornal-hoje/noticia/2013/10/obesidade-e-doenca-cronica-e-deve-ser-controlada-durante-toda-vida.html>. Acesso em: 10 abr. 2016.

75. F. Felippe, *Obesidade zero: a cultura do comer na sociedade de consumo*, Porto Alegre, Sulina, 2003, p. 19.

76. Association for Size Diversity and Health, "Health At Every Size® Fact Sheet", in: *ASDAH* (*on-line*), 20 out. 2011 (rev.). Disponível em:

por exemplo, mostra a necessidade de descriminalizar a obesidade especialmente quando se constata que sua transformação em doença pode reforçar a exclusão social e corporal de populações menos favorecidas, pois são elas que tendem mundialmente a ser as mais atingidas pela obesidade.[77]

Nos últimos anos, as imagens de homens e mulheres considerados gordos e obesos tornaram-se sensivelmente mais frequentes nas ruas e na mídia. Até mesmo a boneca Barbie não escapou à tendência: uma página postada no Facebook pelo site *Plus-size-modeling.com* mostrou uma Barbie gorda, o que incitou reações e muita polêmica nas redes sociais. No Brasil, blogueiras e modelos *plus-size* também conquistaram um espaço antes praticamente inexistente na moda e nas artes, adiantando-se aos conselhos da imprensa dirigidos às mulheres.[78] Na internet houve a difusão de vários acontecimentos que serviram como armas de combate contra novos preconceitos e antigos estigmas referentes às gordas. Ficou conhecido, por exemplo, o caso de Vanessa Braga, uma adolescente que desfilou de biquíni em um concurso Garota Verão, mesmo não sendo magra como as demais candidatas.[79]

<https://www.sizediversityandhealth.org/content.asp?id=161>. Acesso em: 11 abr. 2016.

77. A. C. Saguy, *What's Wrong With Fat?*, Oxford, Oxford University, 2013.

78. Ver, por exemplo: *Sou gordinha sim*. Disponível em: <https://sougordinhasim.wordpress.com>. Acesso em: 10 abr. 2016.

79. "'Me senti péssima', diz jovem gordinha que bombou após concurso de beleza", in: *Globo.com* (*on-line*), GShow, 28 jan. 2015. Disponível em: <http://gshow.globo.com/programas/encontro-com-fatima-bernardes/O-Programa/noticia/2015/01/me-senti-pessima-diz-jovem-gordinha-que-bombou-apos-concurso-de-beleza.html>. Acesso em: 10 abr. 2016.

As roupas *plus-size* fazem parte de um mercado muito lucrativo e, no Brasil, a Fashion Weekend Plus-Size teve início em 2010. Um pouco antes surgiu o Desfile Mulheres Reais, e logo fizeram sucesso as agências de modelos especializadas nos tamanhos grandes. Conforme mostrou Nechar, o termo "*plus-size*" começou a ser difundido mundialmente graças à modelo Mary Duffy, enquanto a revista *Mode* foi a primeira de moda no gênero. Nechar também lembrou como o papel das blogueiras *plus-size* vem sendo fundamental para a compreensão da estética corporal contemporânea. Elas mostram muito do que não se vê facilmente na televisão nem nas revistas femininas. E, como se trata de uma tendência importante hoje em dia, as opiniões dessas blogueiras não formam obviamente um todo homogêneo; há em seu bojo críticas e adesões distintas.[80] Já as noções de gordinha e mulherão, analisadas por Betti, revelam as novas tendências para suplantar a categoria de desmedida corporal e ao mesmo tempo afirmar experiências "sem medidas".[81]

Nos últimos anos, no lugar da expressão "*plus-size*", surgiram novos nomes: *curvy* para as mulheres e *brawn* para os homens. Nesse caso, mantém-se a antiga tendência de atribuir curvas às mulheres e músculos aos homens. Aqueles que defendem essa nova terminologia consideram "*plus-size*" um termo já antigo, conotado com preconceitos. Todavia, a invenção de nomes não parou aí. Surgiram expressões e termos

80. P. A. Nechar, *Culturas e comunicações do universo plus-size: uma cartografia das imagens de corpo nos discursos nas redes sociais*, dissertação de mestrado em Comunicação e Semiótica, São Paulo, PUC-SP, 2015, p. 22-29 e 161.

81. M. U. Betti, *Beleza sem medidas?: Corpo, gênero e consumo no mercado de moda plus-size*, dissertação de mestrado, Departamento de Antropologia, São Paulo, USP, 2014.

que servem para ambos os sexos, como "*inbetweenie*" e "*life-size*".[82] A língua inglesa continuou a dar o tom dos nomes que evocam a afirmação da beleza e da sensualidade daqueles que extrapolam as roupas de número 44 e alcançam os tamanhos acima do 50.

Percebe-se, portanto, que uma distância foi rapidamente criada entre essas novas tendências e o antigo hábito de encomendar junto à costureira ou ao alfaiate as roupas sob medida para quem não as encontrava com facilidade em lojas. No Brasil, mesmo as roupas grandes, da célebre Camisaria Varca para homens, ou da Gran Barca Magazine para ambos os sexos, foram modernizadas ao sabor da nova voga afirmativa dos mais pesados e cheios de corpo. Nos vários blogs de conteúdo afirmativo há quase sempre uma preocupação em "dessubjugar" a todos em relação à medicalização e aos constrangimentos de ser gordo e obeso, afastando-se da ideia de que, para viver com saúde e alegria, seria preciso emagrecer. Na visão da maior parte dos ativistas, a invenção da epidemia de obesidade acabou por transformar os corpos obesos em objetos passíveis de superação, como se eles fossem entulho tóxico que precisa de purificação e, sobretudo, submissão incessante à vigilância dos pesos e medidas.[83] Medicalizar a obesidade corresponderia assim

---

82. Ver H. Marriott, "Inbetweenie, Life-Size and Curve: The Language of Plus-Size Modelling", in: *The Guardian* (*on-line*), 10 nov. 2015. Disponível em: <http://www.theguardian.com/fashion/2015/nov/10/language-plus-size-modelling-fashion>. Acesso em: 20 abr. 2016.

83. Há uma vasta gama de estudos empenhados nesse tipo de crítica. Ver, por exemplo, J. Wright e V. Harwood, *Biopolitics and the "Obesity Epidemic"*, Nova York, Routledge, 2009; C. J. Heyes, *Self-Transformations, Foucault, Ethics and Normalized Bodies*, Oxford, Oxford Press, 2007.

ao estabelecimento de indivíduos "sanitariamente corretos" para os quais todos os tipos de sofrimento são interpretados como doença.[84]

Aquele ativismo, misturado ao desenvolvimento de estudos acadêmicos sobre o tema, elegeu preferencialmente a figura da mulher obesa. Talvez essa preferência se deva ao fato de que foram as obesas, mais do que os obesos, os alvos principais das aversões e estigmas.[85]

Existe contudo uma incômoda similitude entre o referido ativismo e a tendência que ele próprio contesta: ambos centram as atenções sobre o peso e o volume dos corpos. Portanto, ambos esperam da aparência física a prova maior das qualidades e dos defeitos pessoais. Por um lado, os obesos correm o risco de ser rejeitados no mercado de trabalho devido aos pesos e volumes de seus corpos.[86] Por outro, existe a possibilidade de lutar contra tais exclusões e afirmar em público que os corpos obesos não são defeituosos nem necessariamente doentes. Nos dois casos, o corpo é transformado no campo principal dos ataques e defesas, o centro da maior parte das preocupações e das mais fortes denúncias.

---

84. A bibliografia sobre a medicalização da existência foi impulsionada com os trabalhos de M. Foucault e cresceu sensivelmente desde então. Ver, por exemplo, R. Gori e M.-J. del Volgo, *La Santé totalitaire: essai sur la médicalisation de l'existence*, Paris, Denoël, 2009.

85. L. M. Stenzel, *Obesidade: o peso da exclusão*, Porto Alegre, EdiPUCRS, 2002, cap. 6; J. de V. Novaes, *O intolerável peso da feiura sobre as mulheres e seus corpos*, Rio de Janeiro, PUC/Garamond, 2006, p. 189-190.

86. Ver, por exemplo, P. Diguê, "O peso do preconceito", in: *IstoÉ*, São Paulo, n. 2.153, 16 fev. 2011, p. 62.

Quando quase tudo é possível

Na década de 1940, a criação do Serviço de Alimentação da Previdência Social (SAPS) representou uma mudança importante na concepção dos direitos e deveres dos trabalhadores. Ele também deu lugar ao estabelecimento de uma rede de restaurantes populares nas grandes cidades, favorecendo várias mudanças nos hábitos à mesa.

Trinta anos mais tarde, o Programa de Alimentação do Trabalho (PAT) pretendia atender às necessidades calóricas dos trabalhadores de baixa renda e possibilitar o aumento da produtividade.[87] Vinculado ao Ministério do Trabalho e Emprego desde 1976, o PAT destinava-se a oferecer uma refeição considerada grande para suprir adequadamente o dispêndio de energia do trabalhador.

Entre a época da criação do SAPS e da implantação do PAT, a quantidade de trabalhadores com sobrepeso e obesidade ainda não era maior do que o número de desnutridos. Esse cenário mudou radicalmente desde o final do último século, quando o sobrepeso e várias doenças atribuídas à obesidade passaram a caracterizar a vida de muitos brasileiros.[88]

Mas tanto a criação do SAPS quanto do PAT fazem parte de uma história de rápidas transformações nas maneiras de

---

87. M. da P. N. Araújo et al., "A alimentação do trabalhador no Brasil: um resgate da produção científica nacional", in: *Hist. Saúde Ciência Manguinhos*, v. 17, n. 4, out./jan. 2010. Disponível em: <http://www.scielo.br/scielo.php?script=sci_arttext&pid=S0104-59702010000400008>. Acesso em: 10 abr. 2016.

88. Ver, por exemplo, I. S. Veloso et al., "Programas de alimentação para o trabalhador e seu impacto sobre ganho de peso e sobrepeso", *Revista de Saúde Pública*, v. 41, n. 5, out. 2007. Disponível em: <http://www.scielosp.org/scielo.php?script=sci_arttext&pid=S0034-89102007000500011&lng=pt>. Acesso em: 5 jan. 2016.

conceber a comida no Brasil. A partir daí, surgiu, por exemplo, a tendência dos "vales-refeição" e banalizou-se o hábito de almoçar fora de casa. Também houve a presença crescente das mulheres no mercado de trabalho e o aumento das distâncias entre o emprego e a residência. Os locais das refeições e seus horários foram bastante alterados, tanto quanto os costumes alimentares e as maneiras de conceber as refeições. A própria comida sofreu um acelerado processo de desenraizamento.[89] Os lanches e o popular "prato feito", além dos restaurantes self-service, tornaram-se soluções atraentes para atender às novas rotinas daqueles que permanecem a maior parte do dia nos locais de trabalho, longe das residências. Entretanto, dentro delas, também ocorreram mudanças de peso: novas maneiras de comer foram banalizadas, algumas bastante criticadas em campanhas contra a obesidade. Por exemplo, a experiência de almoçar ou jantar vendo televisão. Esse hábito surgiu paralelamente à popularização das mesas de jantar em formato redondo. Diferentes das retangulares, as mesas redondas retiram o patriarca da cabeceira, lugar de destaque, refletindo uma expectativa de igualdade entre pais e filhos, homens e mulheres. Nas últimas décadas, surgiu também um novo costume: comer em frente ao computador, ao tablet, ou de olho no celular. Antes disso, a progressiva diversificação dos "pratos prontos congelados" também contribuiu para modificar os hábitos alimentares. Prontos para ser consumidos por várias pessoas ou apenas por uma, sua popularização é recente. Mas

89. Sobre o desenraizamento, entre outros aspectos da história da alimentação, ver, por exemplo: L. M. Algranti e C. A. Dória, "Alimentação, do fast-food à identidade nacional", in: *Jornal da Unicamp*, Campinas, ano 2012, n. 548, 3-9 dez. 2012. Disponível em: <http://www.unicamp.br/unicamp/ju/548/alimentacaodo-fast-food-identidade-nacional>. Acesso em: 10 jan. 2016.

a proposta do comércio de "congelados", paralela à venda dos fornos de micro-ondas, reforçou a legitimação de que é muito prático comprar comida pronta, inclusive para as crianças.

Os enlatados e congelados de baixo preço viraram uma alternativa, às vezes a única possível, tendo em vista o tempo e a disposição física disponíveis para cozinhar e comer. Junto com os congelados, a massificação de produtos alimentícios ultraprocessados abriu espaço para dúvidas antes desconhecidas. Por exemplo, do que é feito um *nugget*?[90] E um chips sabor churrasco?

Perceber que há uma espécie de "alienação na ponta do garfo" leva a ampliar o leque de dúvidas e temores.[91] Quais são os efeitos das manipulações genéticas dos alimentos? Quais as consequências do uso de conservantes e da farinha branca em pizzas congeladas, ou quais são as probabilidades de adoecer devido ao consumo de refrigerantes, incluindo aqueles que são diet?[92]

Com o processamento industrial dos alimentos em larga escala, ao lado da miríade de falsas publicidades sobre o que é de fato saudável, a comida foi intensamente *flexibilizada*.

---

90. Segundo Pollan, o "*nugget* parece mais uma abstração do que um alimento específico, uma ideia de frango à espera de ganhar corpo". M. Pollan, *O dilema do omnívoro*, trad. P. Xavier, Lisboa, Dom Quixote, 2009, p. 122.

91. Marcante nessa história dos temores foi o advento da encefalopatia espongiforme bovina que surgiu na Inglaterra — popularmente conhecida como doença da vaca louca, nos anos 1980.

92. "Proteja-se dos 10 piores alimentos de todos os tempos para saúde", in: *Zero Hora* (*on-line*), 9 maio 2011. Disponível em: <http://zh.clicrbs.com.br/rs/noticia/2011/05/proteja-se-dos-10-piores-alimentos-de-todos-os-tempos-para-saude-3297813.html>. Acesso em: 16 abr. 2016.

Para o bem e para o mal. O problema é que, quanto mais uma sociedade é desigual, mais a boa alimentação tende a se concentrar entre os ricos e a má entre os pobres. E, na atualidade, são estes últimos, os pobres, que têm menos recursos para comer "comida de verdade".[93] A expressão "deserto alimentar", que significa uma zona urbana desfavorecida, nas quais os habitantes não encontram comida de qualidade com preços razoáveis, serviu muito bem para nomear o que acontecia em algumas regiões dos Estados Unidos.[94] O mesmo poderia ser encontrado em outros países, inclusive no Brasil. A comida de verdade nem sempre é barata e de fácil acesso.

Mas o problema alimentar não é apenas econômico. Ele é social e subjetivo, cultural e político. Daí resulta o surgimento de movimentos como o Slow Food, de 1986, além de várias tentativas para defender maior transparência e responsabilidade social na produção dos alimentos. Para milhares de brasileiros que hoje têm à disposição uma possibilidade de escolha alimentar antes rara, as dúvidas nesse domínio não são pequenas. O problema central é, mais do que no passado, uma questão de *escolha*: serei vegetariano? Vegano? Carnívoro? Adepto dos alimentos orgânicos? Alimentos diet? Light? Enriquecidos com ômega 3? Ou ainda, vou redescobrir os sabores da manteiga feita em casa e até do amaldiçoado torresmo frito? Adotarei o chocolate para melhorar a depressão? E por que não uma tapioca com Nutella? Açaí com guaraná e granola? Sushi com maionese?

---

93. A expressão "comida de verdade" vem do livro de M. Pollan, *Em defesa da comida: manifesto de um consumidor*, trad. T. A. Marques, Lisboa, Dom Quixote, 2009.

94. N. Larchet, "De l'Urgence sociale à l'utopie sanitaire", in: *Actes de la Recherche en Sciences Sociales*, Paris, Seuil, n. 208, 2015/3, p. 42.

Segundo a publicidade de alimentos, quase tudo é possível para a própria satisfação, pois existem cada vez mais estímulos para ampliar o leque alimentar de texturas e cores, assim como existe uma proliferação inusitada de fórmulas para ser saudável. Não espanta que hoje exista uma especialidade profissional chamada *coaching* alimentar.[95]

Assim, no lugar de restringir, como faziam os antigos regimes, houve uma ampliação das possibilidades. Os alimentos estão, eles próprios, mais libertos hoje do que no começo do século passado. Libertos não apenas de suas origens geográficas, mas de seus antigos vínculos comunitários e religiosos. É preciso portanto escolher alimentos tendo como critérios não tanto os santos da semana, os costumes locais, as especificidades sazonais. Todos os produtos parecem oferecer-se agora mais do que nunca *ao gosto do freguês*, de acordo com seus desejos e seus regimes. Não por acaso, é sobre os desejos de cada um que recaem as publicidades mais sedutoras e os alertas mais terroristas.

Ao mesmo tempo, existe uma crescente publicidade pelo original, por alimentos, bebidas e receitas que contam histórias e guardam tradições, como se a globalização alimentar provocasse de igual maneira uma valorização do que é supostamente local, genuíno e antigo. Mas, mesmo nesse caso, há algo bastante contemporâneo nessa nova valorização do tradicional: seu público é hoje muito mais globalizado do que há cem anos.

Em sociedades que se distanciam da fome, é preciso aprender a escolher, mais do que "armazenar" para tempos de penúria. Os restaurantes a quilo que surgiram no

95. Ver, por exemplo: "Coaching alimentar" (entrevista com André Eluan no programa *Sem Censura Pará*), 28 maio 2013. Disponível em: <https://www.youtube.com/watch?v=if-Dq19zSKM>. Acesso em: 10 maio 2016.

Brasil durante a década de 1980 estão completamente baseados nessa possibilidade da farta escolha. Eles substituíram muitos "almoços comerciais", e ainda hoje concorrem com o famoso PF — "prato feito" — e o "menu à la carte". No quilo, conforme se diz, é possível servir-se em pé e em filas, calcular a relação entre peso e preço, o que não deixa de ter semelhança com as compras em supermercados. Há aspectos vistos como positivos: variedade, rapidez, economia e algo essencial a muitos brasileiros: o espetáculo da fartura. Este já enche os olhos, relaxa, assegura. Os alimentos estão todos expostos, como se não pudesse haver más surpresas. No quilo, as vontades de cada um têm grandes chances de ser atendidas, especialmente quando a oferta vai do sushi ao tabule, passando pelo churrasco, o feijão e a pizza. Diabéticos, vegetarianos, carnívoros, entre outros tipos muito diversos entre si, podem comer juntos, cada qual com seu prato e suas singularidades alimentícias. A praça de alimentação dentro dos shoppings centers tornou-se um exemplo espetacular dessa tendência. Por meio da escolha alimentar, afirmam-se divisões entre quem tem pouca ou nenhuma consciência ecológica, por exemplo, entre quem possui mais ou menos sensibilidade diante do sofrimento dos animais ou perante o risco da obesidade. As escolhas alimentares definem distinções culturais, de classe e de grupo, tanto quanto diferenciam prioridades afetivas e revelam posturas éticas. Há contudo um esquecimento necessário para que esses variados e rotineiros *buffets* sejam possíveis: esquecimento dos vínculos culturais, geográficos e sazonais dos alimentos e de seus modos de preparo, outrora fortes.

Mas há ainda dificuldades antigas que persistem em meio ao espetáculo alimentar contemporâneo de todos os tipos. Por exemplo, a busca de um enlace equilibrado entre sabor e saber, ou entre comer para si e comer junto ao outro, continua atual e desafiadora. Especialmente nas últimas décadas, quando o referido enlace adquiriu um valor bastante alto no mercado atual dos afetos, transformando-se quase em clichê publicitário da indústria do turismo e do bem-estar.

Diante de dificuldades desse tipo, não custa lembrar uma milenar intuição familiar a vários cozinheiros, homens e mulheres, tão célebres quanto comuns: enquanto houver comida de verdade e os comensais souberem bem dosar as experiências de comer, calar-se e conversar, talvez ainda seja possível usufruir de uma vida boa. O que implica apreciar o aroma e o gosto de uma refeição, diferenciá-la de outras e, ao final (arriando ou não o cinto), dizer como os brasileiros do passado ou como os portugueses ainda hoje dizem: "*Este prato soube-me bem.*" Eis aqui uma refeição inscrita no cotidiano, porém memorável.

O peso da história

Desde o tempo dos Bourbons, Braganças e Orleans, mencionados no início deste livro, a história dos gordos e magros ganhou uma importância espetacular. Aquelas altezas pesaram-se durante uma quermesse realizada em 1886 e o fato de "pesarem bastante" foi motivo de notícia na imprensa. As balanças ainda não faziam parte da rotina e a cultura alimentar desconhecia os sanduíches e refrigerantes hoje comuns.

Mas o ano de 1886 também foi aquele do início da história da Coca-Cola nos Estados Unidos. Portanto, o começo deste livro marca duas grandes trajetórias que mudaram definitivamente o entendimento dos gordos e magros: aquela dos pesos e medidas dos corpos, e a outra, referente às mudanças da cultura alimentar, desde a banalização do fast-food até a emergência de uma nova consciência relacionada à alimentação saudável.

É a partir dessa dupla trajetória, envolvendo o corpo e a comida, que gordos e magros deixaram de ser temas secundários. Economistas e políticos de várias partes do mundo sensibilizaram-se cada vez mais intensamente diante dos problemas atribuídos aos obesos e às pessoas com sobrepeso.

A visibilidade adquirida nas últimas décadas pela anorexia e a bulimia também acentuou os questionamentos sobre a valorização de uma excelência corporal difícil de ser atingida, assim como a emergência de desordens físicas e psíquicas que antes eram pouco divulgadas fora dos círculos médicos.

Por isso, a história dos gordos e magros não revela somente problemas relacionados à aparência corporal e à saúde. Na medida em que o corpo foi transformado na principal "carta de identidade individual", ser gordo ou magro é uma maneira, talvez entre as mais flagrantes, de revelar o que cada um tem de melhor e também de pior para oferecer aos outros e a si mesmo. Por isso, tanto para aqueles que se curvam aos estigmas e obedecem às normas para alcançar um peso ideal como para os que se rebelam contra o império dos pesos e medidas, é o corpo a figura a ser mantida no centro das atenções. É ele que serve como emblema e prova, seja das disciplinas autoimpostas, seja das revoltas empreendidas contra as modas e as medicalizações.

Essa história é portanto pesada, pois ela narra um vertiginoso aumento das exigências feitas ao corpo no decorrer do último século, não apenas em nome da saúde e da beleza, mas ainda em favor dos ideais de sucesso, felicidade, realização pessoal e poder. A quantidade de cobranças feitas ao corpo é proporcional às expectativas que se tem em relação aos prazeres dele esperados em todas as áreas, da sexualidade à culinária. Ou seja, desde o começo do século XX não houve unicamente uma proliferação nunca antes vista de aparelhos, normas e serviços para medir as taxas de gordura e os pesos corporais, de produtos para manter a linha ou a boa forma. Também ocorreu um aumento inusitado das incitações a ter prazeres desconhecidos a cada refeição e de *looks* inventados a favor ou contra os regimes da moda. Por isso, o corpo individual afirmou-se como sendo o centro principal de batalhas opostas: entre os que buscam integrar-se ao megamercado dos regimes e aqueles que inventam um estilo de vida que se quer distinto e distante dos lucros e influências daquele mesmo mercado. Mas, nos dois casos, há uma procura incessante por doses significativas de contentamento consigo, o que inclui novas batalhas à mesa e também fora dela.

História pesada igualmente porque narra a transformação da obesidade em pesadelo mundial, contribuindo para cavar uma distância antes desconhecida entre o gordo e o magro. A dupla perdeu o viço em meio aos obesos mórbidos e anoréxicos, carregados de patologias e esvaziados de qualquer possibilidade de humor. Ora, conforme escreveu Canetti, "o *riso* já foi considerado como uma coisa vulgar porque nesse momento abrimos amplamente a boca e mostramos todos os dentes. Em suas origens, o riso certamente continha em si a alegria por uma presa ou por um alimento que parecia estar assegurado".[1] Ou seja, riso e comida possuem vínculos ancestrais.

Assim, essa espécie de distância cavada entre gordos e magros sugere uma outra, entre riso e comida. Ela também expressa uma atenção inédita concedida aos obesos desde o último século. Por serem mais visíveis do que os magros, tanto nas estatísticas como nas ruas, eles se tornaram os preferidos das pesquisas, críticas e preocupações. Ou seja, a relação entre o gordo e o magro perdeu o equilíbrio. Suas brincadeiras e brigas começaram a sugerir uma violência ao corpo individual, um *bullying*, a manifestação de um preconceito intolerável, capaz de provocar danos psíquicos graves. Essa história é portanto pesada porque narra a eclosão

---

1. E. Canetti, *Massa e poder*, trad. R. Krestan, Brasília, Melhoramentos, 1983, p. 247.

de uma verdadeira guerra contra quilos, gorduras e flacidez, uma batalha sobretudo pessoal, que nem sempre dá lugar à graça ou à generosidade.

Ora, a invenção de dietas é certamente antiga, assim como a procura por *regimes de vida* destinados à saúde do corpo e à educação da alma. Alguns serviam para confortar ou conter os excessos considerados viciosos, outros se concentravam no alívio de dores e no tratamento de doenças. Mas, a partir do último século, os regimes de vida foram traduzidos em fórmulas para adquirir uma excelência física minuciosa e profunda. História pesada, portanto, porque revela o crescimento de uma atenção severa ao corpo individual, nunca antes tão banalizado, tão dependente de cirurgias e medicamentos. Jovens e idosos, rebeldes e conservadores, pobres e ricos foram cada vez mais fortemente incitados a "enxugar os quilos a mais", a ganhar massa muscular e a controlar o próprio peso. Pois houve um adensamento progressivo da importância do corpo individual, mas também o desenvolvimento de um mercado outrora impensável, repleto de produtos e serviços para a aquisição da "boa forma".

Uma notoriedade imperativa concedida aos volumes e pesos corporais forneceu ainda mais peso a essa história. Dentro dela, multiplicaram-se as identidades com o formato de *perfis* que se querem cada vez mais pessoais e singulares. Ou seja, houve uma ampliação inédita da percepção de que se é gordo, magro, obeso, *plus-size*, anoréxico, entre tantos outros tipos mencionados até aqui.

Nada além de um espetacular adensamento da consciência corporal contemporânea, cuja ironia trágica é fazer crer que dela depende toda a nossa saúde e liberdade.

Créditos das imagens

Páginas 18, 56, 84, 86, 100, 102, 126 e 128: arquivo pessoal da autora.

Páginas 20, 22, 25, 28, 30, 39, 52, 55, 57, 60, 61, 68, 73, 74, 76, 78, 79, 81, 90, 93 e 94: Hemeroteca Digital Brasileira/ Fundação Biblioteca Nacional.

Páginas 66, 95, 103 e 121: Arquivo *O Cruzeiro*/EM/DA Press.

Da mesma autora

O prazer justificado: história e lazer (São Paulo, 1969/1979). São Paulo: Marco Zero/MCT-CNPq, 1994.

Políticas do corpo: elementos para uma história das práticas corporais (Org.). São Paulo: Estação Liberdade, 1995.

Corpos de passagem: ensaios sobre a subjetividade contemporânea. São Paulo: Estação Liberdade, 2001.

Cidade das águas: usos de rios, córregos, bicas e chafarizes em São Paulo (1822-1901). São Paulo: Senac, 2007.

História da beleza no Brasil. São Paulo: Contexto, 2014.

ESTE LIVRO FOI COMPOSTO EM CENTURY 751 CORPO 10,5 POR 14,5
E IMPRESSO SOBRE PAPEL OFF-SET 90 g/m² NAS OFICINAS DA ASSAHI
GRÁFICA, SÃO BERNARDO DO CAMPO – SP, EM AGOSTO DE 2016